# VOLUME 73

# CANCERENS KEMI

## TAUTOMERISM OCH METYLERING

## SLUTLIG UTGÅVA AUGUSTI 2022

Carlos L Partidas

# DEDIKATION

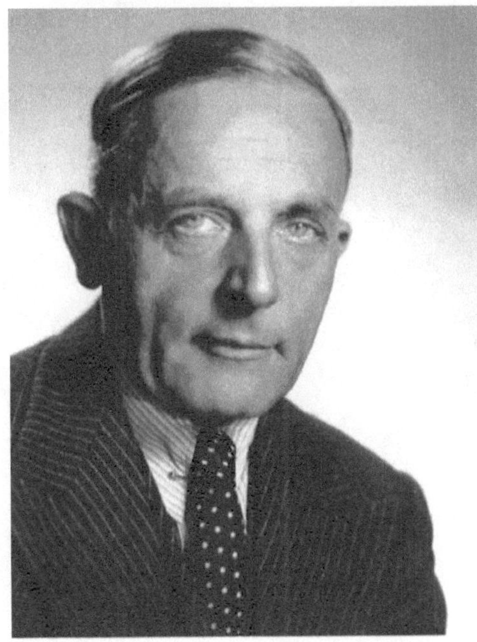

Den tyske fysiologen och biokemisten Otto Heinrich Warburg,
som upptäckte att cancerceller lever i en sur miljö utan syre

# INNEHÅLLSFÖRTECKNING

# BEKRÄFTELSE

LEVANDE VARELSER, SOM LEVER I DENNA FYSISKA STATION PÅ
ENERGINIVÅERNA, FÖR ATT TILLFÄLLIGT VARA PÅ JORDEN

# Kapitel 1

# SYRA-BASBALANS

Mitokondrierna i friska celler kan producera kalorier med hjälp av sockret glukos och syre. Glukos kommer från kolhydrater via maten och syre från andning via hemoglobintransport. Efter energiproduktionen bildas koldioxid i mitokondrierna som en avfallsprodukt. Men om inget syre kommer fram via andningen eftersom hemoglobinet är blockerat på grund av acidos orsakad av urinsyra, kommer mitokondrierna att tillgripa glukosjäsningsprocessen, även känd som glykolys. När energiproduktionen i form av värme går via glykolysen kommer laktat att bildas i mitokondrierna i stället för koldioxid.

I friska celler använder mitokondrierna dessa två vägar för att producera värmeenergi, eftersom processen kommer att bero på hur den cellulära andningen hos varje levande varelse är anpassad: När vi var en groddjur fanns det till exempel inget syre i mitokondrierna i spermiernas svansar. På den tiden var sockret för energiproduktion fruktos. Genom att bryta ner fruktos bildas inte laktat utan glukos och galaktos. Fruktos är alltså det socker som finns i gonaderna i haploid form hos alla manliga däggdjur.

När spermien förs in i den andra haploiden, dvs. i ägget, fortsätter replikationen tills den åldras och passerar genom stadierna embryo och baby i livmodern tills födseln inträffar. Embryots celler behöver glukos och syre för att föröka sig. Därför finns dessa två ämnen i moderns blod där embryot växer, och från moderns blod tar embryot de nödvändiga näringsämnena för celltillväxt eller förökning. För att andas sina celler i livmodern använder barnet den glukos och det syre som mamman tillhandahåller.

Tillförseln av näringsämnen till embryot kommer alltså att bero på moderns andning och vilken typ av mat hon äter. Om inget syre når mitokondrierna i fostrets celler kommer mitokondrierna att tillgripa jäsningsprocessen. Detta sker dock inte längre genom fermentering av fruktos utan genom glykolys av glukos. Laktat kommer alltså att bildas genom denna andningsväg.

Genom sömnen kommer det att finnas mer syre, och laktat kommer att omvandlas tillbaka till pyruvat och pyruvat kommer att omvandlas tillbaka till glukos. Så under embryots liv, och när embryot växer till ett barn i livmodern, kommer cellernas andning att ske genom den normala syre-glukosvägen, som är beroende av moderns andning och mat.

Efter födseln måste näringen komma från modersmjölken. Sockret i modersmjölken är laktos. Från laktos kan barnet få sockerarterna glukos och galaktos. Från glukos kan barnet få kaloriernas energi i cellernas mitokondrier, medan barnet från sockret galaktos kan få de grundläggande näringsämnena för den fortsatta bildningen av nervsystemet.

Till en början producerar det nyfödda barnet inte tillräckligt med saliv i munnen, så för att från modersmjölken få dessa föreningar som är nödvändiga för energi och stärkandet av nervsystemet från galaktos, har barnet enzymet laktas i sin tunntarm. Enzymet laktas börjar försvinna när barnet producerar saliv i munnen, eftersom enzymet amylas gör det möjligt för barnet att få glukos från nedbrytningen av kolhydrater i maten. Medan syre kommer att fortsätta att erhållas genom andning, där processen kommer att bero på graden av syra i blodet.

I alveolerna är surhetsgraden lägre, så att kolsyra bryts ner till vattenånga och koldioxid. Kolsyran transporterades från cellernas periferi av hemoglobin. Hemoglobin har fyra hemgrupper och varje hemgrupp är bunden till en syreatom. När hemgruppen är tom efter utandning binder hemoglobinet till fyra syremolekyler i alveolerna och transporterar dem till cellperiferin.

Det som gör att hemoglobin transporterar syre in i cellerna och kolsyra till lungorna är en förändring av surhetsgraden. I cellernas inre del är syravärdet neutralt, dvs. pH-värdet är 7,00, medan syravärdet i lungorna är 7,40. Detta surhetsintervall måste vara smalt, så att det är samma hemoglobinmolekyl som transporterar syre från lungorna till cellens periferi och tar med sig kolsyra från cellens periferi till lungorna.

I cellernas periferi är syrehalten högre, och därför byter hemoglobin med myoglobin det syre som kommer från lungorna mot den kolsyra som produceras av mitokondrierna i cellerna. Myoglobin har bara en hemgrupp, varför myoglobin är mindre än hemoglobin. Myoglobin är rikligare i blodet i förhållande till mängden hemoglobin. Eftersom det är mindre än hemoglobin kan myoglobin komma in i cellerna för att transportera syre till mitokondrierna. Myoglobin är rött och eftersom det finns i större mängd är myoglobin cellernas sy-reserv. Myoglobin är det ämne som ger blodet dess röda färg.

I cellperiferin binder hemoglobin kolsyra företrädesvis med syre, eftersom syrevärdet i cellperiferin är högre än i lungorna.

Det reduktiva systemet inuti celler med normal syrahalt förhindrar att syrahalten ökar inne i cellen.

Om blodet blir surt kan inte hemoglobinet frigöras från kolsyra, och därför sker ingen syretransport till cellernas mitokondrier. Om det inte finns något syre i mitokondrierna kommer mitokondrierna att producera energi på den andra vägen, dvs. genom jäsning av glukos. Om syrahalten i cellerna är hög kommer dock laktat att produceras i stället för pyruvat. Om surheten förblir hög i cellen kommer laktat att omvandlas till mjölksyra.

Enzymet kolsyraanhydras är ansvarigt för att omvandla koldioxid till kolsyra. Vid denna reaktion bildas en hög syra-halt i cytoplasman, eftersom en proton frigörs i det reduce-rande systemet inne i cellen. Det reduktiva systemet i cellen ser till att surhetsgraden inte ökar, eftersom laktat utan det reduktiva systemet skulle omvandlas till mjölksyra. Mjölk-syra i cellen skulle skada cellens reduktiva system. Bland an-nat kommer enzymet kolsyreanhydras att upphöra att fun-gera, så att myoglobin inte kan föra in syre i cellerna, men myoglobin kommer inte heller att kunna föra ut avfallet ur cellen i form av kolsyra om det reduktiva systemet inuti cel-lerna skadas.

Om surhetsgraden är högre inne i cellen kommer cellkär-nan att påverkas, eftersom vätebindningarna mellan baserna som bildar DNA:t kommer att förändras. Som ett resultat av detta kommer kromosomerna att infoga baspar felaktigt på grund av två associerade effekter, tautomerism och metylering.

Det måste finnas en balans inom och utanför cellen. Utanför cellen behövs till exempel ett reducerande enzymsystem för att NAD ska kunna reducera hemoglobinets järn III till järn II, men det är NAD självt som oxiderar hemoglobinets järn II till järn III. Myoglobinet kan alltså ta upp kolsyra från cellerna i form av järn III. För att hemoglobin ska kunna transportera syre till cellens periferi måste järnet i hemoglobin vara i form av järn II. För att myoglobin ska kunna transportera syre till cellens inre del måste järnets oxidationstillstånd i myoglobin vara järn II.

På cellens utsida är syrehalten hög, så processen är omvänd: myoglobinet frigör kolsyra och fångar upp det syre som frigörs av hemoglobinet när hemoglobinet binder sig till kolsyran. Blodomloppet drar hemoglobinet tillbaka till lungorna för att föra ut kolsyran ur kroppen.

Detta är processen för normal andning som äger rum i och utanför cellerna. Men detta system för utbyte av koldioxid mot syre motsvarar inte en kemisk reaktion, utan en process för utbyte av syre mot kolsyra. Det är därför dr Max Ferdinand Perutz kallade det för den kooperativa effekten.

Det är Dr. Perutz som vi har att tacka för beskrivningen av andningsprocessen i celler. Även om Dr. Perutz baserade beskrivningen av cellandning på mätning av syrgaspartialtrycket på 100 mm kvicksilver i lungorna och 40 mm kvicksilver i muskeln, var detta de variabler som Dr. Ferdinand Perutz kunde mäta. Men vi drar slutsatsen att förändringen av dessa värden snarare beror på en förändring av surhetsgraden än på en förändring av syrepartialtrycket.

Det högre surhetsvärdet utanför cellen kallas Bohr-effekten. Beskrivningen av processen är skriven av den danske fysikern Niels Henrik David Bohr.

Dr. Ferdinand Perutz' efterföljande experimentella analys bygger på den tyske vetenskapsmannen Otto Heinrich Warburgs iakttagelse att cancerceller förökar sig i ett surt medium och i en syrefri miljö.

Syra utanför det normala intervallet orsakas av en ökad koncentration av urinsyra i blodet. Den ökade urinsyrakoncentrationen i blodet beror på konsumtion av celler av animaliskt ursprung. Alla organismer, åtminstone däggdjur, är konsubstantiella, vilket innebär att våra celler är kemiskt sett desamma som andra djurs celler. Det enda som gör att vi ser fysiskt annorlunda ut är den ordning i vilken dessa baser är infogade i DNA:t, dvs. den genetiska koden.

Efter födseln kan detta snäva surhetsintervall för andningsprocessen i och utanför cellerna ändras genom maten, främst på grund av bristande kunskap om andningsprocessen där syre byts ut mot kolsyra. Beroende på vilken typ av föda som intas kan vi åstadkomma en förändring av kopplingen mellan baserna i DNA.

Förändringen av kopplingen mellan baserna i DNA är vad som kallas en mutation, som ger upphov till cancer. Det är en mutation eftersom förändringen av DNA sker genom effekten av tautomerism och metylering av elektronisk materia.

Den korrekta eller felaktiga kopplingen av dessa baser i DNA, adenin-thymin, tymin-cytokin och guanin-keton-cytokin, kommer att bero på kemin inne i cellkärnan och i cellernas kromosomer. Så kemin i och utanför våra celler kommer i slutändan att bero på oss, eftersom det är vi som bestämmer hur vi matar oss själva. Och det sätt på vilket vi matar oss själva som vuxna är en frivillig handling.

Vi kommer att titta matematiskt på intervallet eller värdet av koncentrationerna av natriumurat och urinsyra för att visa varför och hur natriumurat omvandlas till urinsyra, vilket är en följd av de mutationer som sker i cellerna. Eller så kan vi använda detta förhållande för att kontrollera proportionerna av urinsyra och natriumurat i det normala blodet hos en frisk person och hos en person med cancer med hjälp av följande formel:

$$[\text{natriumurat}] = 10^{(pH-pka)} [\text{urinsyra}]$$

Urinsyrans pka-värde är 5,8. Genom att ersätta värdena för pH-värdet hos en person vars blod har ett normalt surhetsvärde eller pH-värde på 7,40 får vi följande resultat:

$$[\text{natriumurat}] = 10^{7,4-5,8} [\text{urinsyra}]$$

$$[\text{natriumurat}] = 10^{1,6} [\text{urinsyra}]$$

$$[\text{natriumurat}] = 40 [\text{urinsyra}]$$

Med andra ord bör natriumuratkoncentrationen i blodet hos en person med normalt syravärde i blodet vara ungefär 40 gånger högre än urinsyrakoncentrationen.

För blodet hos en person som har en obotlig cancer är blodets pH-värde 5,5, vilket innebär att förhållandet är följande:

$$[\text{natriumurat}] = 10^{5,5-5,8} [\text{urinsyra}]$$

$$[\text{natriumurat}] = 10^{-0,3} [\text{urinsyra}]$$

$$[\text{natriumurat}] = 0,5 [\text{urinsyra}]$$

Detta visar att om blodet är för surt för en person med cancer i slutskedet fördubblas koncentrationen av urinsyra i detta fall, dvs. koncentrationen av urinsyra är dubbelt så hög som koncentrationen av natriumurat:

$$[\text{urinsyra}] = 2\,[\text{natriumurat}]$$

Med andra ord finns det i blodet hos en person med cancer i slutstadiet inte längre någon antioxidant natriumurat, eller kanske någon annan antioxidant, som kan reducera järn i hemoglobin från järnjon III till järnjon II.

Troligen kommer denna höga syrahalt också att påverka antioxidanten $NAD^+$ och $NADH$. Om surhetsvärdet hos en person med cancer i terminalstadiet är 4,5 kommer förhållandet [natriumurat]/[urinsyra] att vara högre. Och i detta cancerfall skulle urinsyrakoncentrationen vara mer än dubbelt så hög som natriumuratkoncentrationen.

Så om syrehalten är hög kommer alla friska celler att svälta syre, eftersom hemoglobinet blockeras av urinsyran. Så alla celler hos den cancersjuka personen skulle förlamas av syrebrist.

Det kommer att uppstå en akme eller paroxysm hos den person som har en surare blodmiljö, där resten av de friska cellerna viker sig, eftersom de friska cellerna inte kommer att kunna ta upp syre för att överleva. Cancercellerna förändrade den friska personens existensform, vilket tvingades fram av den magnetiska massan hos anden som bara tillfälligt bor i en kropp gjord av elektronisk materia, som inte var konfigurerad för att äta köttet från ett annat djur som föda. Den normala processen kan ändras utan att man vet om det, eftersom materian i de celler som bildar den elektroniska kroppen endast är elektronisk energi som kondenserats till formen av elektronisk materia. Med andra ord är kroppens elektroniska materia föränderlig. Därför är detta den enda typ av elektronisk materia som kan anpassa sig till de förändringar som induceras i den levande varelsen.

Förutsättningarna har uppnåtts, så att både typer av cancerceller och muterade celler inte längre kan samexistera i samma kropp. Och dessa förhållanden med högre syrahalt är gynnsamma endast för de muterade cellernas överlevnad, eftersom dessa muterade celler kan överleva utan syre, vilket den tyske fysiologen Otto Heinrich Warburg analyserade.

Om det inte finns något syre är situationen inte gynnsam för de celler som fortfarande är friska. Detta kommer att ske tills den anomali med hög syrahalt som orsakas av obalansen eller som en följd av det låga pH-värdet, dvs. kroppens höga syrahalt, vänds i tid. Så länge vi inte hittar ett sätt att sänka acidosen har vi inget annat sätt att vända cancertillståndet.

Det är en framgångsrik strategi att ändra matvanorna hos vissa cancerpatienter, eftersom de med tiden har ändrat sin livsstil från köttätare till vegetarianer, och de har blivit befriade från sjukdomen, även hos de personer som har cancer i slutskedet. För kanske har de med denna förändring av koststrategin, om förändringen sker i rätt tid, lyckats återställa det blod som blivit surt till sitt normala syravärde. Kanske för att de i tid har förstått att det som orsakar skadan är konsumtionen av kött, som innehåller de celler som orsakar surhet och sedan tautomerism. Samtidigt inducerar de proteiner som köttet också innehåller metylering av cytokinbaserna och uracil, när uracilbasen har ändrats från ketonisk till enolisk.

Det enda sättet att ge de celler som förblir friska en ny chans är att cellerna själva återfår kontrollen över sin kemiska balans, eller det ideala funktionstillståndet, genom sin egen autonomi, eller kanske genom att försöka att inte tvinga alla celler att påverkas i en metastaseringsprocess.

Vi drar slutsatsen att cancerns ursprung beror på en obalans mellan syra och alkali i blodet, som kan vändas kemiskt, men inte med ett vaccin. Eftersom fallet med cancer inte är ett immunologiskt utan ett kemiskt problem. Och de patologiska skillnaderna i denna anomali beror på vilken typ av epitelvävnad som är inblandad, eftersom 80 procent av cancerfallen har sitt ursprung i epitelvävnad, huvudsakligen i de apikala cellerna. De apikala cellerna har ingen egen blodtillförsel, och näringen till dessa apikala celler är beroende av de celler som utgör den underliggande epitelvävnaden.

Exempel på dessa är de apikala cellerna i mjölkgångarna i bröstet, de apikala cellerna i sädesblåsorna som är kopplade till prostatan, de apikala cellerna i huden som utsätts för den yttre miljön och gliacellerna i hjärnan, som hjälper neuronerna med näring. Neuronerna är inriktade på elektronisk ledning och har därför inga blodförsörjningsvägar.

Försämringen av gliacellerna i hjärnan på grund av syrebrist kan leda till Alzheimers sjukdom eller Parkinsons sjukdom. Den andra faktorn som bidrar till bristande syresättning av gliaceller i hjärnan är blodets viskositet. När blodet blir mer visköst minskar vätskan, och det som kan öka blodets viskositet är konsumtion av mejeriprodukter.

Det kommer dessutom att finnas ett problem som kallas anorektisk cancer, vilket visar sig hos dem som har cancer i slutskedet. I detta avancerade cancerstadium kommer det att finnas en ökad brist på aptit; och den slapphet som beror på bristande syretillförsel kommer att leda till att den drabbade personen får slut på energi. Den cancersjuke kommer alltså att hamna i ett mer frekvent sömntillstånd, och då blir denna syrebrist huvudorsaken till att andens massa kopplas bort från kroppens elektroniska materia. Kanske beror bortkopplingen inte på själva cancern, men ointresset för mat och hopplösheten i hälsotillståndet kommer att skapa denna indisposition, apati eller lustlöshet, vilket kommer att försämra ansiktsuttrycket hos den som drabbats av cancer.

Den näst viktigaste antioxidanten i blodet efter natriumurat är C-vitamin, och eftersom det är vattenlösligt förlorar vi C-vitamin genom urin och svett. Därför måste vi få C-vitamin genom fruktkonsumtion. Medan vi inte behöver konsumera celler från ett annat djur för att få natriumurat från dem, eftersom vi får denna antioxidant i överflöd från våra egna celler som inte längre fungerar. Det är från purin-, adenin- och guaninbaserna i vårt DNA och de olika utdöda RNA:erna som vi får vår antioxidant natriumurat.

Genom en till synes obetydlig förändring av syravärdet mellan njurvätskan och blodet upprätthålls en korrekt balans av både natriumurat och urinsyra, som måste röra sig inom ett koncentrationsintervall som bestäms av en konstant som kallas dissociations- eller jämviktskonstant, dvs:

$$K_{eq} = [\text{natriumurat}] \times [\text{protoner}] / [\text{urinsyra}]$$

Koncentrationen av natriumurat är:

$$[\text{natriumurat}] = K_{eq} [\text{urinsyra}] / [\text{protoner}]$$

Mängden mellan parenteserna anges som koncentration.

Det betyder att urinsyrans dissociationskonstant Keq i blodet måste vara mycket stor, eller att urinsyran måste vara nästan helt dissocierad i form av natriumurat, så att koncentrationen av protoner förblir konstant. Det vill säga, för att koncentrationen av dessa ämnen ska hålla sig inom ett snävt intervall av pH-värden, eftersom detta intervall varken bör ligga över 7,45 eller under 7,35, dvs. i verkligheten måste detta pH-värde pendla kring 7,40. Om detta surhetsvärde sjunker under 7,35 uppstår problem med acidos. Om pH-värdet däremot ligger över 7,45 uppstår ett annat problem som kallas alkalos.

Men båda problemen, acidos eller alkalos, bestäms endast av värdet på denna jämviktskonstant, som är relaterad till koncentrationen av protoner i blodet. För om värdet av protonkoncentrationen rör sig mot högre värden kommer jämviktsvärdet också att förändras för att hålla förhållandet inom ett nytt värde, dvs. intervallet för koncentrationerna av natriumurat och urinsyra. I detta fall kommer urinsyrakoncentrationen att bli större för att hålla värdet på förhållandet konstant.

Cancerproblemet kan naturligtvis vändas kemiskt så snart vi kan sänka koncentrationen av protoner och urinsyra i blodet. Om vi på något sätt lyckades hålla denna balans inom det värde vid vilket cellerna fungerar normalt skulle cancer naturligtvis inte uppstå, eftersom det inte finns någon organisk anledning till att detta skulle ske.

# Kapitel 2

# TAUTOMERISM

Tautomeriseffekten avser en förändring av den elektroniska konfigurationen som sker när en keton blir en alkohol. Som framgår av figur 6 omvandlas ketonen guaninbasen till alkoholiskt guanin. Om tautomerism sker till en keton kommer det att leda till att kopplingarna mellan baserna förändras, vilket förändrar DNA:s elektroniska struktur. I DNA är de ketonbaser som är mest benägna till tautomerism guanin- och uracilbaserna.

Guaninbasen kan ändra sig från sin normala ketonform till sin tautomer eller alkoholform. Uracilbasen kan efter att ha förlorat sitt betaväte byta från sin ketoniska form till sin alkoholiska konfiguration. När uracilbasen förlorar sitt betaväte förlorar den alfaväte som finns på kväve nummer 3. När den förlorar detta alfaväte kommer en enolisk uracilbas att genomgå en metyleringsprocess. För att lokalisera vilket som är uracilkväve 3, titta på figur 5.

I detta fall av tautomerism kan den enoliska guaninbasen justera formen på sin koppling under inverkan av acidos, vilket är en elektronisk process. Medan i metyleringsprocessen kommer både uracilbasen från sin enoliska form och cytosinbasen att omvandlas till tyminbasen, och därmed försvinner cytosin- och uracilbaserna från cellkärnan.

För att bilda DNA fortsätter kromosomerna att para ihop adeninbasen med tyminbasen, men när cytosin- och uracilbaserna försvinner från cellkärnan måste kromosomerna para ihop den enoliska guaninbasen med tyminbasen. Detta DNA kommer att ha en felaktig elektronisk konfiguration, eller låt oss säga att detta DNA inte motsvarar det ursprungliga DNA som konfigurerade människans celler, innan dess baser genomgick processen med tautomerism och metylering, som en följd av den ökade surhetsgraden i cellkärnan.

Tautomerism kommer från konsumtionen av celler av animaliskt ursprung, eftersom adenin- och guaninpurinbaserna i DNA:t i de intagna cellerna kommer att omvandlas till natriumurat. Men om det finns acidos i blodet kommer natriumuratet att omvandlas till enolisk urinsyra. Vid normal syrahalt är urinsyraformen ketonisk. Enolisk urinsyra är en starkare syra än ketonisk urinsyra. Till exempel angriper ketonisk urinsyra inte kalcium i benen, men enolisk urinsyra tar bort kalcium från brosket som utgör en del av lederna, vilket leder till deformerad artrit och osteoporos.

För att upprätthålla balansen mellan koncentrationen av natriumurat och urinsyra i blodet måste överskottsnatriumurat eller urat från förbrukade celler omvandlas till enolisk urinsyra enligt följande balansekvation:

$$[\text{urinsyra}] \leftrightarrow [\text{natriumurat}] + [\text{protoner}]$$

Denna ekvation visar att när det finns en hög koncentration av natriumurat i blodet måste koncentrationen av urinsyra öka för att upprätthålla kemisk jämvikt mellan mängderna natriumurat och $H^+$-protoner. Den höga koncentrationen av $H^+$-protoner till höger kommer däremot att nå en punkt där den inte längre kan regleras av blodets buffersystem. Det vill säga, av buffersystemet natriumkarbonat $\leftrightarrow$ kolsyra, vars buffertkapacitet reglerar blodets surhetsvärde så att det inte går utanför sitt normala intervall, som ligger mellan ett pH-värde på 7,35 och 7,45. För att syrahalten ska hålla sig inom sitt normala funktionella intervall eller värde måste pH-värdet vara 7,40. Om surhetsvärdet ökar kommer alltså balansen att förflytta sig mot ett högre intervall av H+-protonkoncentrationen, dvs. av enolisk urinsyra.

Detta regleringssystem kallas buffert, och i det här fallet kom natriumkarbonatet från den natriumklorid som intogs med måltiden, när natriumkloridsaltet omvandlades till magsyra av enzymet sekretin. Magsyrans funktion är att aktivera enzymet pepsin så att det bryter ner de proteiner som intogs med måltiden. Proteiner måste brytas ner i magsäcken under matsmältningen, så att de aminosyror som ingår i proteinet når cellerna i fri form. I cellerna binder aminosyrorna till transfer-RNA, så att ribosomerna infogar dem en efter en, enligt den trippel som för med sig budbärar-RNA från kärnan, för att ribosomerna ska kunna bygga de olika proteinerna.

Enzymet pepsin inaktiveras i form av pepsinogen så att pepsinet inte angriper proteinerna i magsäcken. Om pepsinet inte inaktiveras kan magsår uppstå i tolvfingertarmen, eftersom tolvfingertarmen är mycket sur, eftersom det är i tolvfingertarmen som den syra som bildas under matsmältningen neutraliseras. Slemmet neutraliseras av gallvätska.

Surhetsgraden i tunntarmen från pylorisklaffen i tolvfingertarmen måste vara alkalisk för att det inte ska bildas gasbubblor av koldioxid tillsammans med saltsyran i magsäcken. Detta kan leda till andra konsekvenser, t.ex. reflux som kan orsaka uppstötningar på grund av den koldioxidgas som bildas, och dragning av gallvätska in i matstrupen eller gastrit.

Det andra syftet med att neutralisera chymet genom gallsalter i tolvfingertarmen är att enzymerna trypsin och chymotrypsin ska fortsätta nedbrytningen av de peptider eller proteinrester som inte kunde brytas ned under magens matsmältning; dessa bryts ned till en lägre surhetsgrad. I allmänhet består dessa peptider som inte kunde brytas ned i magsäcken av aromatiska aminosyror, som är svårare att bryta ned vid hög syrahalt.

Genom konsumtion av animaliska celler kommer blodets syravärde att röra sig utanför sitt funktionella intervall, och därmed sjunker blodets pH-värde, dvs. blodets surhetsgrad ökar.

Men oavsett vilken typ av djurkött som konsumeras, vare sig det är ko, får, kyckling eller fisk, så är de alla levande varelser som består av celler, och bortsett från vad vi har sagt, att vi alla är formade av magnetisk materia i form av andar, det vill säga den energi som ger livskraft åt den föränderliga elektroniska materian i kroppen hos varje levande varelse. Båda energierna produceras av universums rörelse; alla levande varelser är alltså syskon både genetiskt och energetiskt.

När urinsyra ansamlas i blodet börjar den frigöra kalcium från benen och kalciumurat bildas, men när kalciumuratet passerar genom njurarnas sura miljö in i urinblåsan kristalliseras kalciumuratet och det bildas gallstenar och njurstenar.

Det protein som konsumeras med köttbiten medför ett överskott av aminosyran metionin, som när den förlorar sin metylgrupp omvandlas till homocystein och leder till metylering av den enoliska uracilen och cytokin. Om det finns en acidos kommer uracil från sin ketonform att övergå till sin enolform, och från den enolformen kommer uracilet att genomgå en metyleringsprocess, liksom cytosinbasen. Resultatet av denna metyleringsprocess är att både cytosin- och uracilbaserna blir tyminbaser.

Tautomerism gör att formerna på baskopplingarna i DNA och RNA förändras. Detta faktum är verifierbart, eftersom det är i den enoliska formen som urinsyrakristaller bildas i lederna hos artriter. För att vara mer exakt är denna urinsyra som finns i lederna hos artriktiker den som finns i njurarna och som i själva verket är i form av 3-metylurinsyra, det vill säga urinsyra hos artriktiker är i enolisk form.

Processen med tautomerism är kemisk och därför finns det inget annat sätt att förklara den. Försök därför att anstränga dig för att förstå den i detta kapitel. Som vi har sagt inträffar tautomerismen när en keton blir en alkohol, eftersom alkoholer i en sur miljö är stabilare än ketoner.

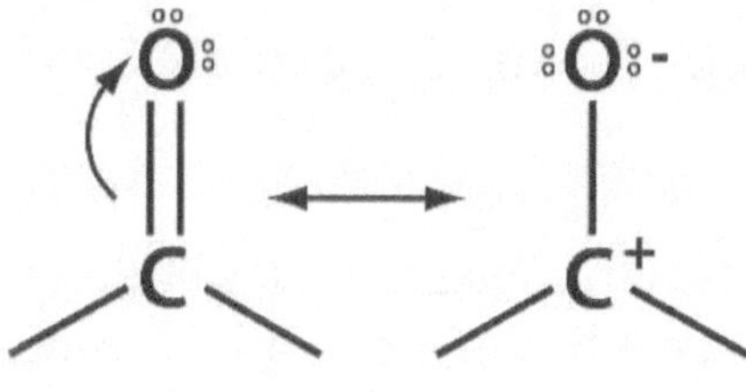

FIGUR 1

## HÖG SYRA OMVANDLAR KARBONYLGRUPPEN I EN KETON =C=O TILL VÄNSTER TILL EN ALKOHOL ≡C-OH TILL HÖGER

Även om ketonens dubbelbindning (=C=O) till vänster i figur 1 är stabil (~178 kcal/mol) är den bara något starkare än alkoholens enkelbindning ( ≡ C-OH) till höger (~2 x 85,5 kcal/mol). För att detta ska kunna ske krävs vissa villkor: det måste till exempel finnas ett väte H bredvid karbonylgruppen (=C=O) så att det kan lossna och kompensera för den positiva laddning som genereras på kolatomen (≡C⁺). Det är detta väte som kallas alfaväte, eftersom det är det som ligger närmast karbonylgruppen. Det är detta alfaväte som kan lämna, så att ketonet kan omvandlas till en alkohol, det vill säga så att ketonet kan genomgå en tautomerismprocess. Nästa väte som är benäget att lämna skulle vara betaväte, vilket är väte på kol 6 i uracil i figur 5, och så vidare, med denna möjlighet som ökar i ordningen: alfaväte större än betaväte.

I de molekyler där surheten tillåter dessa förhållanden kan både keton- och enolformerna samexistera och bilda en dynamisk kemisk jämvikt. Det vill säga att en av dessa former övergår till den andra endast genom en förändring av surhetsgraden.

Vi kan säga att energibidraget från formen till höger i figur 1 i vissa fall kan vara upp till 50 % av energibidraget från formen till vänster, vilket innebär att det är möjligt att både keton- och enolform kan samexistera oberoende av varandra och bilda två olika föreningar, dvs. en keton i jämvikt med sin alkohol.

När man definierar begreppet pH är en viktig klassificering av joniska reaktioner i organiska molekyler baserad på karaktären hos den reaktiva partikeln, som lämpligen antas vara den attackerande arten. Ur den synvinkeln, eller enligt Gilbert Newton Lewis definition, är Lewis-syran A i figur 2 den art som kan ta emot ett elektronpar, och dess elektroniska laddning är därför positiv. Medan en Lewisbas B är den substans som ger upp ett elektronpar; dess elektroniska laddning är negativ.

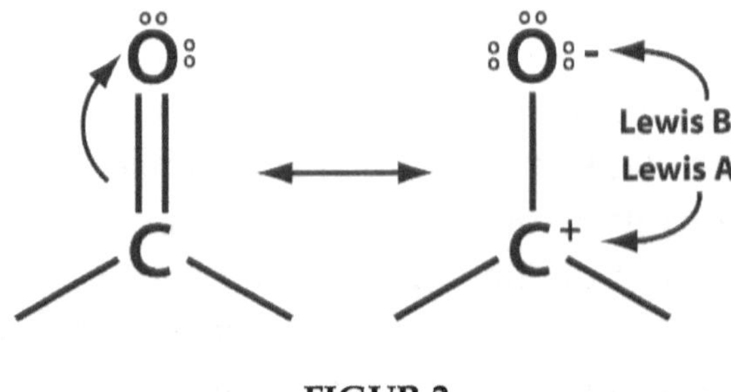


FIGUR 2

**KARBONYLGRUPPENS BETEENDE SOM EN LEWIS A-SYRA OCH SOM EN LEWIS B-BAS SAMTIDIGT**

Med denna definition fastställd har vi följande: de organiska ämnen som är elektronacceptorer kallas Lewis A-syror och identifieras som elektrofila ämnen, det vill säga, elektrofila arter är de ämnen som har en affinitet för partiklar som har en överdriven negativ laddning. Samtidigt är elektrongivarna Lewis B-baser och kallas nukleofila, eftersom de är elektronpartiklar som har en affinitet för kärnor, eller de som bär en negativ laddning.

På detta sätt uppstår organiska reaktioner som klassificeras som elektrofila och/eller nukleofila, beroende på vilken typ av elektrongivande eller elektronmottagande reagens som ger upphov till dessa reaktioner.

Därför kan vi dra slutsatsen att karbonylgruppen i en keton, från vilken det kan ges förutsättningar för att det ska bildas jämvikt med dess alkohol, kommer att bete sig samtidigt i samma molekyl som en Lewis A-syra, men samtidigt som en Lewis B-bas eller alkali, såsom de former som visas i figur 2.

Detta är en inneboende egenskap eller ett kännetecken för beteendet hos karbonylgruppen i en keton som har ett alfa-väte, eftersom elektronerna tremolerar från den ena formen till den andra i föreningar där en sådan möjlighet finns, eller, beroende på surhetsgraden. Detta innebär att dessa ämnen kommer att bete sig som Lewis A-syror eller Lewis B-alkaler och är föremål för de sura förhållandena i det medium i vilket de är nedsänkta. Ämnen som har dessa egenskaper att uppträda som syror och baser beroende på surhetsgraden kallas amfoteriska.

Om ämnet uppträder som en bas kommer det alltså att ta upp en Lewis A-syra, vilket är fallet med baserna guaninketon och uracil, som kan ta upp en proton ($H^+$) i sin karbonylgrupp från det sura mediet om de uppträder som ketoner, eller när miljön i cellkärnan blir sur. I detta fall är det cellernas inre vätska som påverkas av acidos; detta kommer att påverka de sura förhållandena för antioxidantsystemet i cellerna. Huvudsakligen NADH och $NAD^+$; som, som vi har sett, ansvarar för att oxidera järn II i hemoglobin till järn III, och reducera järn III tillbaka till järn II, så att hemoglobin kan transportera syre som järn II och kolsyra som järn III. I sin tur behövs antioxidantsystemet i cellerna för att hålla detta syra-område inom sin normala funktionalitet.

Om dessa höga syraförhållanden uppstår i cellerna omvandlas ketonens karbonylgrupp $=C=O$ till en alkoholgrupp,

$\equiv$C-OH. Om det intercellulära mediet blir surt kommer alltså ketonen, eller Lewisbasen B i figur 2, att omvandlas till en alkohol, dvs. en Lewissyra A. Denna är stabilare och mer reaktiv än ketonen när mediet blir surare.

Med tanke på dessa omständigheter skulle detta tvinga molekyler där denna situation föreligger att genomgå en elektronisk omgruppering i kromosomerna i kärnan, vilket sker med en keton, eller som tvingades omvandlas till en alkohol. Stabilare enolatjoner kan bildas, som de som visas till höger i figur 3.

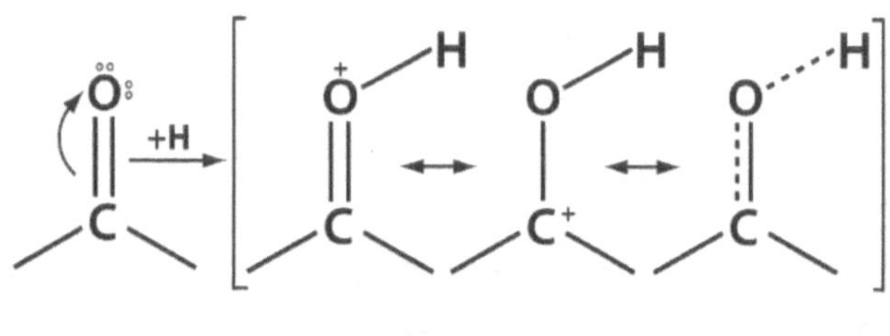

FIGUR 3

**BILDNING AV EN ENOLATJON FRÅN LEWIS SYRA A PÅ KARBONYLGRUPPEN I EN KETON**

Om processen vänds om, på enolatjonen till höger i figur 3, sker protonering på kolet, och ketonet återbildas igen. Det skulle vara det som reverserar cancern. Men om protoneringen sker på syre kommer en enol ($\equiv$C-OH) att bildas. Så som framgår av figur 4 kommer en C-keton med dessa förändrade egenskaper, eller en keton som har ett alfa HA-väte, att befinna sig i jämvikt med sin enol E, vilket kommer att bero på de sura förhållandena i cellkärnan.

Vi kan dock se att det kan finnas mellanliggande tillstånd, vilket framgår av figur 3. Då kommer Lewis-syran A att vara relativt sett mindre sur, dvs. den kommer att vara en mer basisk syra.

Surheten rör sig på en relativ skala mellan 0 och 14. När surhetsgraden ligger mellan 0 och 7 anses den vara sur, och från 7 till 14 sägs den vara basisk. Man antar att surhetsgraden är neutral vid pH 7,00, även om denna punkt är svår att uppnå, eftersom pH 7,00 egentligen är ett övergångstillstånd mellan surhet och alkalinitet. Ett pH-värde som är lika med 7,00 är metastabilt.

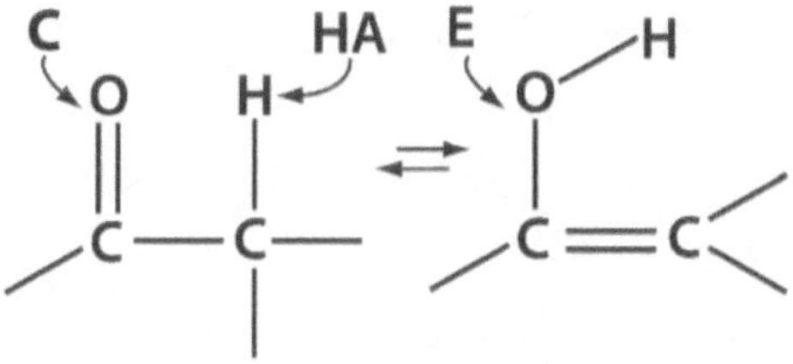

**FIGUR 4**

**KETO-ENOLISK JÄMVIKT MELLAN EN KETON C MED SIN ALKOHOL OCH ALFAALKOHOLEN OCH ALFAVÄTE HA SOM KAN LÄMNA FÖR ATT BILDA ENOL E**

En viktig egenskap är att keton- och enolformerna är riktiga molekyler. Det vill säga, de är separata och skilda ämnen och bör inte förväxlas med resonansisomerer, som endast är teoretiska, mycket reaktiva mellanformer som inte slutar att bilda stabila ämnen eller har en verklig fysisk existens. Det är möjligt att framställa enolater i laboratoriet, vilket visas i figurerna 3 och 4. För att identifiera eller beskriva förhållandet mellan keton- och enolform har man därför varit tvungen att använda ett annat namn: de kallas tautomerer, och när dessa interkonverteringar från keton- till enolform eller från den ena formen till den andra inträffar kallas fenomenet tautomerism. Tautomer kommer från det engelska ordet taut.

Vid jämvikt bildas tautomerer, men de växlar snabbt från den ena formen till den andra även under vanliga förhållanden. Därför är det svårt att isolera dem för karakterisering i laboratoriet.

Av samma anledning är det sannolikt omöjligt att i praktiken mäta denna keto-enoliska balans i blodet hos en person som lider av cancer. Åtminstone för att kunna bevisa att detta är orsaken till cancern, eller för att bevisa att dessa keton- och enolföreningar existerar som två skilda och oberoende ämnen. Eller, om ni vill, förklara fenomenet tautomerism, som är uppenbart och rimligt ur den synvinkel som härrör från elektronisk och teoretisk analys av molekylstrukturen hos varje molekyl som sannolikt deltar i en tautomerismprocess. Begreppet tautomerism har vi att tacka den nederländske kemisten Jacobus Henricus van 't Hoff för.

Eftersom det är omöjligt att t.ex. mäta graden av förskjutning av tautomerjämvikten för ett DNA in vivo, har man försökt simulera denna jämvikt genom in vitro-experiment med hjälp av den så kallade "Combined Density Functional Theory" med Poisson-Boltzmanns kontinuerliga lösningsmodell. Detta är en kvantteoretisk metod som endast leder till en teoretisk sannolikhet genom experimentell simulering. Tautomerism kan dock härledas teoretiskt, bara genom att skärpa analysen och känna till de kemiska egenskaperna hos de fem baser som utgör cellernas DNA och RNA, t.ex. de baser som utgör DNA och som visas i figur 5.

I figur 5 kan vi urskilja de fem baser som finns i cellkärnan för kromosomer som bygger upp DNA-sekvensen och ribosomer som bygger upp proteiner. De fyra baserna som är inblandade i bildandet av DNA är: adenin A, guanin G, tymin T och cytosin C. De länkgrupper som inte visas är de streckade streckade strecklinjerna (---) som motsvarar de desoxyribose-sockermolekyler som bildar DNA:s sidokedjor, eller det vi redan har identifierat som nukleosider. Uracilbasen deltar inte i DNA:s konformation; uracilbasen deltar endast i RNA:s konformation.

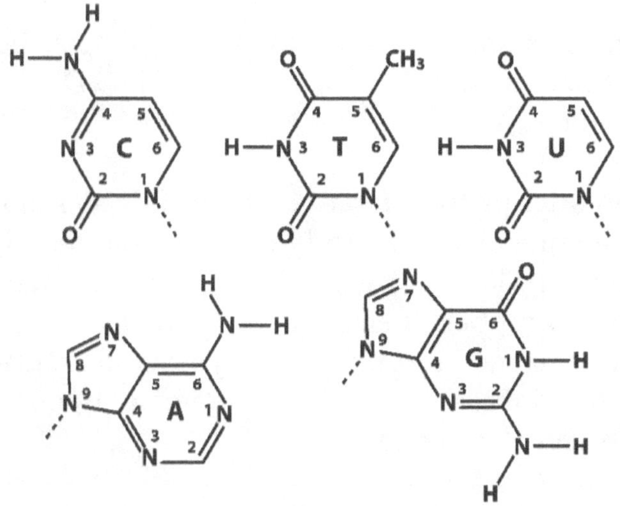

**FIGUR 5**

DE FEM BASERNA SOM UTGÖR KÄRNAN I EN FRISK CELL
FRISK CELL FRISK CELL

Dessa baser bildas i kärnan av folat, och folinsyra bildas av folat. Folat finns i gröna frukter, och en av de aktiva formerna av folat är folsyra, vilket är anledningen till att dess konsumtion rekommenderas under graviditeten för att förhindra genetiska fel hos fostret, som t.ex. bifida eller öppna ryggrader.

Under de strängaste syraförhållandena eller den normala kemiska miljön inne i cellkärnan, i kromosomerna, uppnås tyminbasen genom att endast delta i DNA; men tyminbasen deltar inte i bildandet av RNA.

Det betyder att på något sätt i cellkärnan är de baser som utgör DNA utsatta för förändringar, som sker beroende på kärnans sura eller basiska förhållanden. Det är detta som bestämmer formen på dessa ursprungliga basparkopplingar i kromosomerna. De syra-basiska förhållandena för att kopplingarna skall uppstå kommer alltså att bestämmas av den surhetsgrad som råder i cellens kärna; eftersom, som ni ser, denna mycket specifika form av baskoppling är beroende av de funktioner som varje baspar måste fylla i DNA och RNA i och utanför kärnan.

Om vi tittar på figur 5 ser vi att det enda som skiljer tyminbasen från uracilbasen är att tyminbasen har metylgruppen (-CH3) inlagd på kol 5 i ringen. På något sätt, antingen på grund av att metylgruppen är en reaktiv negativ laddningsskapande art, är denna metylgrupp nära thymins ketongrupp, vilket gör att thyminbasen inte kan tautomeriseras, eller att keton-thyminbasen blir en enol.

Det andra skälet är att metylgruppen vid kol 5 har ersatt alfaväte, vilket innebär att tymin inte kan tautomeriseras. Tyminbasen har bara ett betaväte vid kol 6, men tyminbasen har mindre sannolikhet att tautomeriseras. Relativt sett, eller ur sannolikhetssynpunkt, kommer tautomerism att inträffa i högre grad i den ketoniska guaninbasen, eftersom syret i det ketoniska guaninet kommer att attrahera protonerna från det sura mediet eller från det kväve som ligger intill ketongruppen, dvs. kväve nummer 1, vilket visas i figur 5.

När det gäller uracilbasen kan vi i figur 5 se att uracilbasen har två alfaväten som gränsar till karbonylgruppen på kol nummer 4, närmare bestämt på kväve nummer 3 och kol nummer 5. Således kan en dubbelbindning bildas i uracil så snart uracil omvandlas från ketonform till en enol genom att väte lämnar kol nummer 5. Då kommer alfaväte på kväve nummer 3 att lättare komma ut, vilket är mer sannolikt att ske i den enoliska uracilbasen. När mediet är surt kommer alltså metylering att ske till den enoliska uracilbasen, vilket visas i figur 12.

Baserna adenin och guanin är de baser som motsvarar puringruppen, dvs. dessa är mindre basiska baser. Baserna cytosin, tymin och uracil tillhör pyrimidingruppen, dvs. de är mer basiska baser.

Enligt vad vi har sett i denna keto-enoliska jämvikt kan de baser som i sin elektroniska struktur innehåller ketongrupper (=C=O), plus ett alfaväte som kan lossna, dessa baser konfigureras i form av en enol, det vill säga en alkohol ($\equiv$C-OH) så att en dubbelbindning bildas i ringen. På så sätt blir denna bas en mer aromatiskt stabil molekyl när den kemiska miljön blir sur.

Trots att cytosinbasen har en ketongrupp på kol 2 har denna pyrimidinbas den elektroniska egenskapen att den inte har ett alfaväte på det intilliggande kvävet på kol 1 och 3 i sin ketongrupp. Med andra ord har cytosin inte ett alfaväte som kan lösgöras för att fånga en av bindningarna och sedan stabilt stänga ringen, vilket är ett nödvändigt villkor för att enolen ska kunna bildas. Dubbelbindningen i cytosinbasens ring är komplett med väteatomer, så cytosinbasen är oföränderlig för att en elektronisk tautomerismprocess ska kunna uppstå.

Vi drar slutsatsen att det som kan hända med cytosinbasen är metylering när cellmiljön blir surare, eftersom den höga surhetsgraden kommer att exponera kol 5 i cytosinringen för nukleofiler eller nukleosomavskiljande grupper som metylradikalen ($\cdot$CH$_3$) när cellmiljön blir surare. Eller när sådana metylgrupper är mer rikliga på grund av konsumtion av animaliskt protein.

Detta leder till demetylering av aminosyran metionin. Aminosyran metionin är den aminosyra som förekommer mest frekvent i alla animaliska proteiner, eftersom aminosyran metionin är den som markerar initieringstripletten för ribosomen; metionin är med andra ord koden som talar om för ribosomen att 'starta här', så att ribosomen kan påbörja processen att skapa ett protein. Så metionin finns i alla animaliska proteiner.

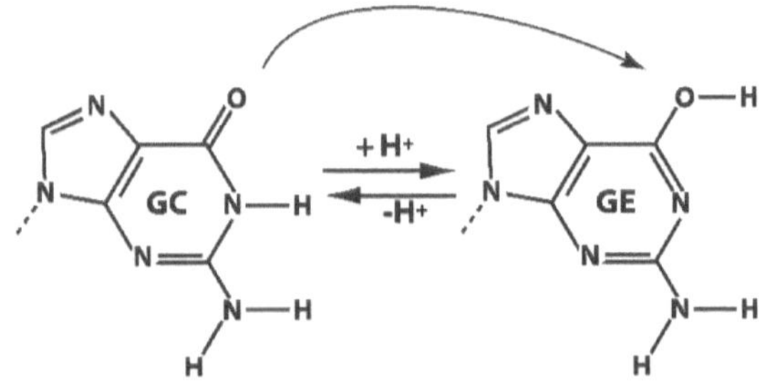

**FIGUR 6**

**TAUTOMERISM I GUANIN: OM MEDIET ÄR SURT KETONISKT GUANIN GC OMVANDLAS TILL ENOLISKT GUANIN GE**

Om dessa två baser kopplas ihop eller inte beror på vilken ändring som kromosomerna måste göra för att ändra DNA:s elektroniska struktur. I normalt DNA är baserna elektroniskt bundna genom vätebindningar (den streckade linjen i figur 8; H---O=C=, H---N=). De bindningar eller broar som bildas mellan väteatomerna kallas Van der Waals-krafter.

Som vi kommer att se närmare i fallet med metylering sker denna förändring eftersom konsumtionen av köttet från ett annat djur medför de celler, proteiner och kolesterol som är specifika för varje djurstam, vilket är orsaken till att hjärtinfarkter uppstår. Proteinet i djurkött är rikt på aminosyran metionin, som orsakar metylering och framkallar cancer.

Aminosyran metionin blir, när den förlorar sin metylgrupp, homocystein, vilket, förutom att vi får ett överflöd av metylgruppen, leder till att baserna cytosin och uracil båda omvandlas till tymin. Aminosyran homocystein är också en antioxidant, och därför kommer homocystein att ta över den antioxidativa roll som andra naturliga antioxidanter i cellerna har, t.ex. enzymet superoxiddismutas, alkaliskt fosfatas, hexokinas samt oxiderat $NAD^+$ och reducerat $NADH$, som, som vi har sett, har till uppgift att ändra järnoxidationstillståndet hos hemoglobin. Hämoglobinet transporterar alltså omväxlande syre och koldioxid i form av kolsyra.

Vi behöver inte konsumera proteiner för att leva, utan de aminosyror som dessa kedjor innehåller och som vi kan hitta i större mängd och på ett mer varierat sätt i grönsaker. Som vi sade kommer enzymet pepsin i magen att bryta ner dessa proteiner för att få fram aminosyrorna. I till exempel ris och baljväxter är proteinerna kortare kedjor, så de är lättare att smälta än proteiner från djurkött. Dessa proteiner från baljväxter och ris är dock inte kompletta, dvs. dessa proteiner innehåller inte alla essentiella aminosyror. Köttprotein, till exempel nötkött, är komplett, eftersom kon fick sin fulla ranson av essentiella och icke-essentiella aminosyror endast genom att äta olika sorters grönsaker. Men genom att äta ris med baljväxter får vi en stor del av de 8 essentiella aminosyrorna från denna kombination.

Faktum är att vegetariska djur som flodhästar, gorillor, kor, giraffer och elefanter endast äter grönsaker för att få sin dagliga ranson av aminosyror. Människor behöver inte döda andra varelser för att äta dem, eftersom mat finns rikligt i grönsaker, men vi behöver inte springa efter ett djur för att döda det. Tämjandet av djur, i det felaktigt benämnda djurjordbruket, är ett bedrägeri mot våra bröder, som är de som betalar med sin olycka för denna okunskap om mänsklig mat.

# Kapitel 3

# KOPPLING MELLAN BASERNA

I normalt DNA kan den ketoniska guaninbasen bilda vätebindningar med det väte som är bundet till kväveatom 1 och med väte i aminogruppens kväve, som är bundet till kol nummer 2, vilket framgår av figur 5. Av de tre pyrimidiniska baser som t.ex. tymin, uracil och cytosin i kärnan som kan uppfylla detta villkor för koppling med den ketoniska guaninbasen är det cytosinbasen.

Det finns ingen annan pyrimidinbas som har samma elektroniska egenskaper som cytosinbasen. Dessutom uppnås denna koppling av båda baserna i konjugerad form. Som framgår av figur 7, som visar hur guaninketonbasen bidrar till vätebindningen via den aminogrupp som är knuten till kol nummer 2. Dessutom förenas de genom den väteatom som är bunden till deras kväve nummer 1. Samtidigt bidrar cytosinbasen till bildandet av vätebindningen, också genom sin aminogrupp som är bunden till kol nummer 4.

Denna trippelbindningsstyrka är ömsesidig; därför är detta den mest stabila kopplingsformen som bildar DNA. Medan detta kemiska villkor med den ketoniska guaninbasen inte kan uppfyllas av uracilbasen. Därför kan uracilbasen inte binda till den ketoniska guaninbasen eller adeninbasen för att bilda DNA. Vi drar slutsatsen att den ketoniska guaninbasen i DNA naturligt eller normalt endast kan bilda vätebindningar med cytosinbasen, eftersom det inte finns någon annan bas som kan bilda denna bindning.

Adeninbasen har bara två möjligheter, eftersom den har ett enda väte i sin aminogrupp som är knuten till kol nummer 6. För att adeninbasen ska kunna bilda en vätebindning med ett syre kan denna koppling endast uppnås om adenin accepterar en vätebindning vid sitt kväve nummer 1 för att bilda två vätebindningar. Detta är ett kemiskt tillstånd som endast är möjligt mellan basen adenin och basen tymin. I ett sådant fall, och som vi kan se i figur 5, skulle adeninbasen kunna koppla ihop sig med uracilketonbasen, men detta är endast relativt, eftersom tyminbasen är mer basisk än uracilbasen. Eftersom tyminbasen, som vi sade, på kol nummer 5 i sin ring bär på metylgruppen som ersatte alfaväte. Denna metylgrupp ger alltså tyminbasen större energistabilitet.

Ur elektronisk synvinkel kan inte heller uracilbasen koppla ihop sig med adeninbasen. Men det finns ingen annan bas i cellkärnan som har samma eller liknande elektroniska egenskaper som tyminbasen, eller någon annan bas som skulle kunna uppfylla detta villkor för att ersätta den.

Uracilbasen passar alltså inte ihop med adeninbasen eller den ketoniska guaninbasen för att bilda vätebindningar, så länge som det sura tillståndet i cellkärnan är normalt, för att DNA ska kunna replikera på detta specifika sätt under standardförhållanden för DNA:s surhetsgrad. För om detta inte skedde på detta sätt skulle tyminbasens två ketongrupper vara vända mot varandra i en rad av DNA:s sidokedja, och dessa ketongrupper skulle stöta bort eller avvisa varandra och bryta sekvensen på den sidan av spiralen i DNA-kedjan.

I det normala DNA eller N-DNA som visas i figur 10 ser vi att en annan vätebindning bildas mellan tymin- och cytokinbaserna. Denna bindning gör att DNA-strängen vrider sig som en spiral. Thymin-cytokinbindningen går förlorad vid cancer.

Således kan varken uracilbasen eller tyminbasen koppla ihop sig med den ketoniska guaninbasen för att bilda en kedjestruktur i normalt DNA. Denna kemiska struktur för koppling kan däremot endast uppfyllas av cytosinbasen med den ketoniska guaninbasen.

Cancer är ett kemiskt fenomen, så vi måste veta hur dessa kopplingar ser ut för att veta hur cancer kan genereras kemiskt, eftersom det DNA som ger varje cell sin struktur består av elektronisk materia, som kommer att göra de nödvändiga justeringarna mellan de elektroniska kopplingarna. Sammansatta celler har bildats genom mutation av virus; därför är cellerna inte medvetna om sin existens eller sitt agerande i levande varelser, trots att de endast är kemiskt funktionella varelser.

Dessutom är formen av dessa bas-till-bas-kopplingar elektronisk materia som bildats av elektronisk energi. Så den, och alla former av materia, kan förväntas förändras ständigt, eftersom den kan bilda ett oändligt antal typer och kombinationer bland oändliga energier och olika typer av materia av elektroniskt ursprung.

Medan anden endast består av magnetisk massa, och kan vara medveten om mekanismen för kopplingen av baserna i DNA:t i de celler som utgör dess fysiska kropp, som består av elektronisk materia, eller inte. Det är endast andens kunskap som kommer att vara medveten om hur dessa kopplingar sker, och kunskap erhålls genom inlärning.

Cellerna i en levande kropp har inget minne, för dessa celler kommer från en diploid. Diploiden kommer från integreringen av två haploider: en haploid kommer från mannens gonader och den andra haploiden kommer från kvinnans ägg. Minnet kommer från anden i magnetisk form, som införlivas i barnet i livmodern, fem månader efter graviditeten när diploiden har blivit ett barn med sitt kön definierat.

Anden och kroppen är två olika slags energier. Den fysiska kroppen innehåller endast elektronisk materia, medan anden som bebor den fysiska kroppen består av magnetisk massa utan elektronisk materia.

Den fysiska världen är bara en station för den rumsliga attraktionen mellan det kvinnliga och det manliga könet. I människosläktet utgör dessa två magnetiska och elektroniska energier energierna hos en kvinna och en man. Det kvinnliga kommer från integrationen av negativa fermioner och det manliga från integrationen av positiva fermioner. Men denna fysiska attraktion är densamma för alla kön i levande organismer.

Det som definieras som död på jorden kan inte existera i någon form, för det är omöjligt för den fysiska kroppens elektroniska materia att dö, och sannolikheten för att andens magnetiska massa ska dö är noll. Det finns bara en separation av de två typerna av energi. Den magnetiska massan separeras från kroppens elektroniska materia när den elektroniska kroppen fullbordar sina fysiska förändringar i sitt evolutionära tillstånd. På jorden kallas detta för ålderdom. Det är bara ett ögonblick, för tid existerar inte i den andliga världen. I det ögonblicket då kopplingen bryts kommer kroppens elektroniska materia att vara utan den magnetiska massa som gav den liv, och kroppens evolverande elektroniska materia kommer att vara fri på jorden; den kommer alltså att fortsätta att förändras med tiden. Medan andens magnetiska massa kommer att vara evigt magnetisk massa i det eviga ögonblicket. Det som andens magnetiska massa får vid födseln är den kunskap som den fick under den tid då den var en del av en fysisk kropp.

Detta fenomen med kopplingen mellan baserna i DNA är resultatet av kombinationen av dessa två typer av energier genom ett tillstånd som vi nu säger är av kemisk natur. Detta är avgörande för manifestationen av fysiskt liv genom korrekt koppling av baserna i DNA. Den elektroniska materian bildar nämligen en sekvens av kopplingar som ger fysiska egenskaper till varje individ genom en genetisk kod.

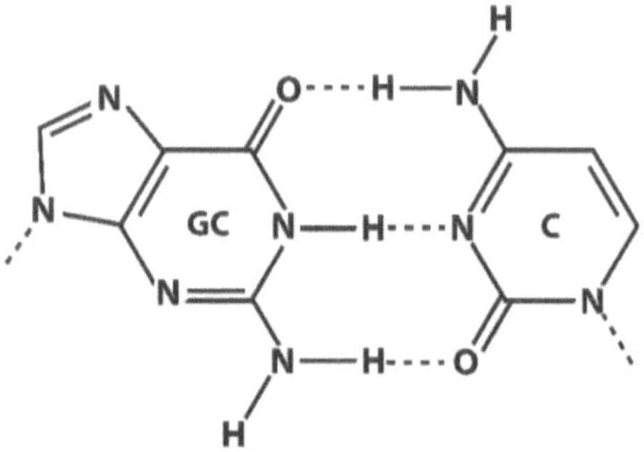

**FIGUR 7**

**VÄTEBRYGGNING AV KETONISKT GUANIN GC KOPPLAT TILL CYTOSIN C-BASEN I NORMALT DNA**

För att denna integrering av de två energityperna ska få denna funktionalitet eller livsform kan purinbaserna kopplas till pyrimidinbaserna på ett specifikt sätt, eller endast på detta sätt: den ketoniska guaninbasen kopplas till cytosinbasen, och adeninbasen binds endast till tyminbasen. Eftersom uracilbasen inte uppfyller dessa villkor kan uracilbasen inte delta i eller vara en del av DNA, vilket visas i figur 8.

De fyra baserna kommer att para sig i DNA via vätebindningar och bilda par eller grupper av två, som kommer att para sig på det sätt som vi redan har nämnt: det par som bildas av adenin-=tyminbaserna och det par som bildas av guanin-keto≡cytosinbaserna som är förenade genom två respektive tre vätebindningar. Men i normalt DNA bildas ytterligare en vätebrygga mellan de två pyrimidinbasparen, nämligen tymin-cytosinvätebryggan.

I detta fall orsakar dessa baspar att de två nukleotidkedjorna som utgör DNA förenas genom de vätebryggor som representeras av de streckade linjerna mellan de baser som bildas av tre baspar: adenin-timin, tymin-cytosin och guanin-keton-cytosin.

Förbindelsen i denna DNA-sträcka är alltså, som vi kan se, faktiskt mer komplex än den enkla förbindelsen mellan baserna adenin=thymin (A=T), tymin-cytosin (T-C) och guanin $\equiv$cytosin (G$\equiv$C). Detta gör att DNA både är hopklämd och ihopsnurrad till den mest fascinerande molekyl som är känd inom den livsbildande kemin.

I DNA-molekylens sidoändar bildas nukleotidbindningar mellan nukleotiderna av ligander med sockermolekylerna deoxyribose och fosforsyra. Dessa bindningar skapar en vridning från vänster till höger av DNA. För att denna spiral ska kunna vrida sig från vänster till höger måste alla deoxyribosemolekyler vara högerhänta, men i sekventiell ordning. Därför kan ett vänsterhänt socker inte ingripa i ett högerhänt socker, eftersom det skulle bli en enorm röra; eller så skulle det inte finnas något liv.

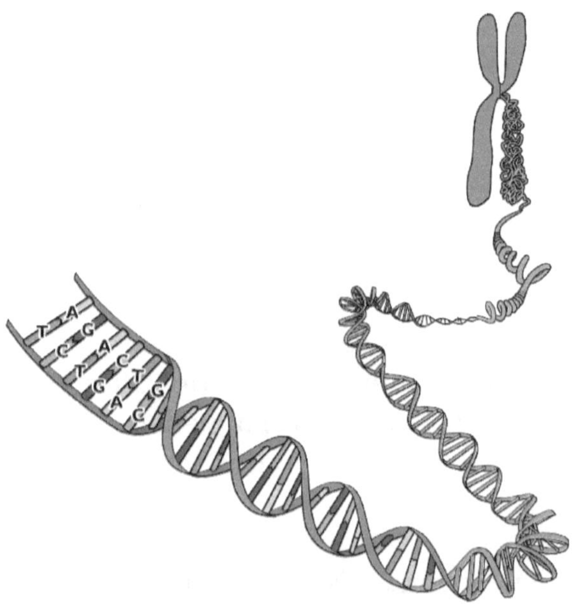

**FIGUR 8**

**EN DNA-MOLEKYL SOM SYNTETISERAS AV KROMOSOMER. DET ÄR
DEN MEST EXTRAORDINÄRA MOLEKYLEN INOM KEMIN, EFTERSOM
DET ÄR DEN ELEKTRONISKA MOLEKYL SOM GER LIVSENERGI TILL
ALLA VARELSER PÅ JORDEN**

Samma sak gäller för proteinbildning: alla aminosyror
som deltar i proteinbildningen är vänsterhänta, men det finns
ingen sekvens av vänsterhänta och högerhänta aminosyror.
Högerhänta aminosyror är inte inblandade i proteinernas
konformation, eftersom en sekvens av vänster- och höger-
hänta aminosyror inte skulle göra det möjligt för proteiner att
rulla sig tredimensionellt. Om det vore en vänsterhänt ami-
nosyra följt av en högerhänt aminosyra skulle proteiner vara
raka och fysiska kroppar skulle inte existera. Proteiner måste
vara tredimensionella eftersom dessa molekyler bland annat
utgör fyllningen av den fysiska kroppens skelett.

Denna form av koppling mellan vänster- och högerhänta
molekyler beror på kiralitet; precis som aminosyrornas kirali-
tet skapar proteiner, där alla aminosyror som ingår i proteiner

är vänsterhänta; och när man försöker införa en högerhänt aminosyra kommer den inte att passa in eftersom det skulle ändra aminosyrornas sekvens i proteinkedjan.

Bindningarna av dessa steg beror både på kiralitet och styrkan i vätebindningarna mellan paren av purinbaserna adenin och guanin med pyrimidinbaserna tymin och cytosin. De kontinuerliga sidolinjerna som förbinder dessa par bildas av kopplingen mellan dessa två baspar. Därför har vi sagt att surhet eller basiskhet är relativa termer, eftersom andra elektroniska bindningskrafter, t.ex. vätebindningar, är inblandade i sammankopplingen av atomerna.

Såsom anges kan fenomenet tautomerism endast inträffa för de ketoniska guaninbaserna och för uracil när uracilet har blivit enoliskt. Detta sker så snart cellkärnans kemiska miljö blir surare. När detta sker kommer ketongruppen på kol nummer 6 i guaninbasen, eller nummer 4 i uracil, att göra de ketoniska guanin- och uracilbaserna enoliska. Med andra ord blev guanin och uracil i alkoholisk form en form av baser som i stället för att ge, nu tar emot elektroniska laddningar för att bilda vätebindningar. Vi kan säga att när guanin- och uracilbaserna var ketoniska gjorde det dem till nukleofila baser, eller Lewisbaser. Men logiskt sett, när surheten är hög i cellkärnan, blir de ketoniska guanin- och uracilbaserna enoliska baser, dvs. de är nu elektrofila, eller Lewis-syror.

Eftersom alfavätena, dvs. nummer 1 i ketonguanin och nummer 5 och 3 i uracil, är svaga bindningar, kan dessa väten vara benägna att lätt lämna varandra när surheten ändras till ett högre värde. Aminogruppens väte på kol nummer 2 i den enoliska guaninbasringen kommer således att förbli en mottagare av elektroniska laddningar. När uracilbasen blir enolisk förlorar den väte på kväve 3, vilket innebär att en vätebro inte längre kan bildas på den platsen.

Denna aminogrupp på den enoliska guaninet kommer att fortsätta att bilda vätebryggan, vilket vi kan se i figur 9 för det enoliska guaninet. Därför är kväve nummer 1 i den enoliska guaninbasen nu utarmat på väte, vilket innebär att den enoliska guaninbasen inte längre kan bilda en vätebrygga specifikt på denna plats, dvs. det finns inte längre något alfa-väte i den enoliska guaninbasen som kan frigöras för att bilda en dubbelbindning.

Guaninbasen i sin enoliska form kommer dock att kunna bilda en vätebrygga med den kväveatom som har förlorat sitt alfaväte. Men den enda bas som kan tillhandahålla väte för att bilda en sådan vätebindning är tyminbasen, dvs. bas nummer 2 i figur 5. Eftersom uracilbasen på grund av tautomerism blev lik cytosinbasen har den inte något väte på kväve nummer 3, vilket framgår av figur 5.

Detta nya och omständliga krav kan därför inte uppfyllas av cytosinbaserna, inte heller av uracil, utan av tyminbasen i dess ketoniska form, så snart den ketoniska guaninbasen och uracilbasen blir baser med en elektronisk enolisk konfigurat-ion. För att bilda en koppling med guaninbasen i dess enoliska form är alltså tyminbasen den enda bas som återstår i cellkärnan för att kromosomerna ska kunna bilda vätebind-ningen enligt figur 8.

Om vi tittar på figur 5 igen kan detta krav kanske uppfyl-las bättre av tyminbasen med den enoliska guaninbasen, ef-tersom ketongruppen på kol nummer 4 i tyminbasen måste stabiliseras mer i detta fall med högre syrahalt. Eftersom ty-minbasen har en metylgrupp på kol nummer 5 i sin ring och inget alfaväte, är tyminbasen motståndskraftig mot tauto-merism, men denna stabilitet är tack vare bidraget från me-tylgruppen på kol nummer 5 i tyminbasen i figur 5.

Acidos och metylering gör att uracilbasen och cytokrombasen försvinner från cellkärnan. Eftersom dessa två baser kommer att omvandlas till tymin när tautomerism uppstår i cytosin- och uracil-enolbaserna. I slutändan är det tyminbasen i DNA som kan kompensera för bristen på cytosin och uracil, eftersom det är den enda basen som kan koppla ihop sig med den enoliska guaninbasen, vilket framgår av figur 10.

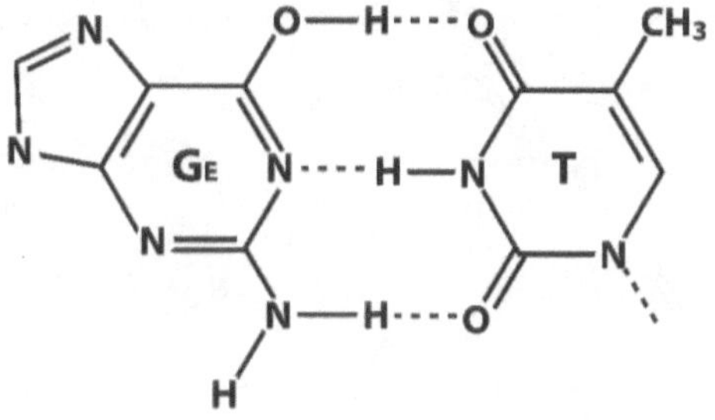

**FIGUR 9**

**I DNA KAN GUANIN I DEN ENOLISKA FORMEN GE ENDAST KOPPLAS TILL TYMINBASEN**

När vi tittar på vad figurerna 3 och 6 visar när det gäller tautomerism i uracil- och guaninbaserna, kan vi titta på figur 10 för att se vad som händer när guaninbasen omvandlas från sin ketoniska form till den enoliska rumsliga konfigurationen i cellens DNA, som är ett relativt sett stabilare elektroniskt tillstånd under dessa syraförhållanden.

Nu har dock förhållandena uppstått så att kopplingen av guaninbasen till sin enoliska form i stället för att ske med cytosinbasen sker med tyminbasen. Såsom framgår av figur 9.

Denna syraökning har som sagt sitt ursprung i det sura tillståndet i cytoplasman och sedan i kärnan, vilket i sin tur orsakades av överskott av urinsyra, kolsyra och mjölksyra, som en produkt av hemolys och glykolys i muskelcellernas mitokondrier. Eftersom andningsprocessen påverkades och syretillförseln via den normala andningsvägen minskade. Detta påverkade i sin tur oxidations-/antioxidationssystemet och så vidare. Därefter störs enzymkomplexet, som före acidosen kontrollerades av cellen själv.

**ADN-N**

**ADN-E**

**FIGUR 10**

**ADN-N: NORMALT DNA KETONISK GUANIN Gc KOPPELAT MED CYTOSIN. ADN-E: ENOLIC GUANIN Ge KOPPELAD MED THYMININBASEN. DET ÄR PÅ DETTA SÄTT SOM DEN DNA-MUTATION SOM GER UPPHOV TILL CANCER UPPSTÅR**

Detta negativa tillstånd började, som vi har visat, med en obalans i koncentrationerna mellan urinsyra och natriumurat: [urinsyra] ↔ [natriumurat] [$H^+$ protoner], från det ögonblick då vi började äta inaktiva köttceller från djur. Eftersom vi, som vi såg, behöver koncentrationen av vår antioxidant natriumurat vara minst 40 gånger högre än koncentrationen av urinsyra.

Så celler som bär på detta felaktiga DNA AND-E i figur 10, förlorar sin struktur eller elektroniska konfiguration, liksom sin ursprungliga kemiska egenskap, och problem relaterade till denna förvrängda gensekvens kan uppstå.

Replikation av dessa muterade celler framkallar till exempel en liten tumör, som när den växer i storlek kommer att bli synlig som cancer i takt med att replikationen av dessa genetiskt aktiva celler fortskrider. Trots att dessa celler är aktiva förökar de sig dock snabbare än friska celler. De är föränderliga, eftersom det är den elektroniska materiens natur som bildar DNA för att söka sin elektroniska återanpassning, beroende på de sura förhållandena för kromosomerna i cellkärnan, vilket visas i figur 10.

Genom att orsaka acidos har vi alltså också lyckats ändra den ketoniska eller normala molekylstrukturen hos ketoniskt Guanin och Uracil. Därför kommer de villkor som är nödvändiga för den naturliga bildningen av vätebindningar (H---O=C=, H---N=) också att förändras. Eftersom guaninets tautomeriska eller enoliska struktur under alla omständigheter endast kan kopplas till den ketoniska eller normala strukturen hos tyminbasen, vilket innebär att ett kopplingsfel införs i det muterade DNA:t.

Den trippelbindning som guaninbasen måste bilda med cytosinbasen måste ha den särskilda egenskapen att den bidrar med sin femte vätebindning mellan basparen tymin och cytosin, vilket, som nämnts, ger större energistabilitet och tredimensionalitet åt DNA, vilket stärker eller stabiliserar den ursprungliga DNA-strukturen. Därför måste detta inflytande som trippelbindning vara viktigt. Som en femte tymin-cytosinbro måste den också ge DNA större stabilitet, vilket framgår till vänster i figur 10. Det är vätebro nummer 3. Dessa vätebindningar ger upphov till en trängsel, som påtvingar det normala DNA:t en stabilitet med hög energi.

Denna vätebrygga mellan tyminbasen och cytokinbasen försvinner däremot när guaninbasen i enolisk form kopplar ihop sig med tyminbasen. Det vill säga, vätebryggan mellan basparen försvinner, vilket visas av den streckade linjen i figur 10. Styrkan hos trippelbindningen är alltså mindre i det felaktiga DNA:t, och på sätt och vis blir det felaktiga DNA:t energimässigt svagare. Mindre energi kommer att behövas för att syntetisera det felmatchade DNA:t, och det muterade DNA:t kommer att replikera snabbare än det normala DNA:t, som i fallet med cancer.

Det är en mutation av övergångstyp, eftersom den orsakas av utbyte mellan baser av samma klass, dvs. pyrimidin mot pyrimidin, (basen cytosin mot basen tymin), vilket är mer troligt, eftersom denna form av koppling inte medför någon väsentlig förändring av den normala kemiska strukturen, eller av det ursprungliga DNA:t, vilket kan ses i figur 9.

En cells kromosomer som är inblandade i denna tautomerism, och om tautomerismen blir tvingande, kommer cellen att kunna fortsätta sitt reproduktionsarbete, men den styrs av en logik som rör kromosomernas kemiska karaktär, vilket framgår av figur 8.

DNA-syntesen kommer att stå i strid med andra celler, åtminstone när det gäller replikationshastighet och funktionalitet. Denna cell kommer inte att kunna konfigurera den elektroniska materian i kroppen hos en människa som föds med ett konglomerat av normala celler. Men en förändring i deras geners struktur infördes genom deras sätt att äta. Därför kommer dessa muterade celler som tillhör samma kropp att hamna i konflikt med de andra friska cellerna.

Det är viktigt att veta, som vi har sagt, att dessa skillnader är relativa i förhållande till varandra, eftersom det i de elektroniska bindningarna inte nödvändigtvis behöver finnas en markant kontrast för att de nödvändiga anpassningarna skall äga rum och för att kopplingarna mellan baserna skall vara gynnsamma. I relativ mening kan man säga att om det skulle finnas ett överflöd av metylgrupper i cellkärnan skulle cytosinbasen inte längre vara tillgänglig, eftersom hela cytosinbasen i metyleringsprocessen, som vi skall se, skulle omvandlas till tyminbasen, som är adeninbasens partner.

Så när cellkärnan är involverad i en tautomerism- och metyleringsprocess kommer den energiskt att omvandlas till en relativt stabil och funktionell kemisk konfiguration, under dessa förhållanden med högre syrahalt i cellkärnan, så att kromosomerna i figur 8 replikerar DNA:t på fel sätt. Men deras replikationshastighet kommer att förändras ur ett biologiskt perspektiv, även om den är logisk ur kemisk synvinkel, och det är detta som visar sig i det vi kallar en mutation. Det är inte längre samma molekyl av det ursprungliga DNA som utvecklades i samma kropp som består av elektronisk materia och magnetisk massa.

Det är inte ett tillstånd som kan ärvas genom genetisk modifiering i alla celler, eftersom en sådan förändring av de redan bildade generna skulle vara komplicerad att ske i samma kropp. En person som befinner sig i cancerens slutskede kan inte föda en muterad varelse, eller en varelse som bär med sig mutationen, eller en gravid kvinna som har förvärvat sin graviditet under bildandet av muterade celler kan överföra förvrängt DNA till fostret, så att barnet kan drabbas av cancer som ärvts från modern. Om så vore fallet skulle vi dra slutsatsen att cancer inte kan vändas hos barn som föds med de muterade cellerna, men vi vet att mutationen kan vändas hos en person som föds utan cancer.

Det är ett fel i kopplingen som orsakas av acidos som förändrar bindningen mellan baserna som utgör DNA, vilket är möjligt att återställa kemiskt, eftersom friska celler utvecklas enligt ett designmönster som bestäms av genernas egenskaper.

Det är annorlunda om vi föds med ett DNA som har en eller flera förändrade gener, eller som redan har en modifierad eller implicit DNA-struktur; eftersom denna förändring endast behöver tillhandahållas av den manliga haploiden med hälften av sina kromosomer, och den andra hälften av kromosomerna som kommer från den kvinnliga haploiden som representeras av ägget. För att detta skall kunna ske måste ett av de två kromosomparen redan vara modifierat. Med andra ord, om cancern skulle vara ärftlig kan det genetiska felet komma från antingen fadern eller modern.

Det är också möjligt att ändra konfigurationen av fosfatgruppernas polyanjoner; och det komplex som bildas av de reducerande enzymerna, vars främsta representanter är: glutationSH, hexokinas, katalas, superoxiddismutas, aktivt C-vitamin etc., och som var de som skyddade DNA mot förändringar i den relativa syrahalten i cellen. Med andra ord är de kemiska och energimässiga omständigheterna rätt för att bindningarna ska bildas mellan de enoliska basparen guaninthymin i stället för att vara ketoniska guanin-cytosin, och på så sätt uppstår cancer eller mutation i cellen.

Kopplingarnas form måste ha skett av en mycket specifik anledning. Det kan till exempel vara den ökade hastighet med vilken varje olika organism behöver läsa sina koder för att till exempel snabbare syntetisera ett visst protein med hjälp av sina ribosomer. Eller en högre frekvens för replikering av deras DNA i deras kromosomer. Varje organism kommer alltså att ha sin egen livstid, som beror på hur snabbt dess celler replikerar sig. Detta kommer att ha ett inflytande, eftersom det är det som avgör kulmen på åldrandet för varje ras av levande varelser.

Vi kanske tror att de första människorna inte åt kött. Uracil fanns endast i RNA för att påskynda proteinsyntesen i ribosomerna. Men det fanns inte i DNA, för om det hade funnits skulle replikationen av DNA i kromosomerna i figur 8 ha skett på ett snabbare sätt. På samma sätt skulle proteinsyntesen ha skett för långsamt om tyminbasen fanns i RNA. Med andra ord skulle det inte finnas något liv.

I april 1997 publicerades en artikel i Proceedings of the National Academy of Sciences of the United States of America PNAS (PNAS April 1, 1997, vol. 94no. 73290-3295) av forskarna Benjamin C. Blount et al. med titeln: "Folate deficiency causes incorrect incorporation of uracil into human DNA and chromosome breakage, with implications for cancer and neural damage". Detta är vad vi kallar öppna ryggar när det gäller folsyra. Ryggraden kallas också för kotpelaren, eftersom halskotorerna i allmänhet har en gaffelformad "Y"-form. Det kanske viktigaste med denna artikel, i detta specifika fall, är att dessa forskare experimentellt kunde visa att uracilbasen, som endast borde finnas i de olika RNA:erna, av misstag fördes in i DNA:t. Men dessa tymin- och enoliska uracilbaser är praktiskt taget identiska, så vi kommer inte att veta om det är tyminbasen som faktiskt orsakar DNA-brottet hos en person med cancer, eller om det är tyminbasen när den kopplas in i DNA med guaninbasen i enolisk form.

# Kapitel 4

# METYLATION

Metylering är nödvändig för att införa metylgruppen ($\cdot CH_3$) i molekyler. Huvudsakligen i aminosyror som bär denna metylgrupp, t.ex. aromatiska aminosyror, som inte kan produceras av djur, så dessa aminosyror kallas essentiella aminosyror. Ett exempel på en aminosyra som bär en metylgrupp är metionin. Essentiella aminosyror tillverkas endast av växter.

Konsumtion av protein från en animalisk källa kommer att skapa ett överskott av aminosyran metionin; i detta fall kan aminosyran metionins metylgrupp lossna och metylradikalen blir fri. Denna radikal är nukleofil och har hög reaktivitet, vars negativa laddning bör konsumeras på cellens insida av antioxidantsystemet och på cellens utsida av natriumurat och C-vitamin.

Om cellkärnan eller blodet blir surt kan dock den metylradikal som frigörs från metionin inte neutraliseras. I detta fall kommer metylradikalen på cellens insida att reagera med cytosin- och uracilbaserna i sin enoliska form och omvandla båda baserna till tyminbasen, vilket visas i figurerna 11 och 12.

När metylradikalen fångar cytosinbasen i figur 11 kommer den att omvandlas till tyminbasen när metylradikalen fångar denna cytosinbas. På samma sätt sker samma sak med uracilbasen när uracil är i enolisk form till följd av hög syrahalt, vilket framgår av figur 12. Det innebär att uracilbasen i enolisk form kommer att påverkas av en metyleringsprocess när den sura miljön omvandlar uracilbasen från sin ketonform till sin enoliska form.

Så småningom, eller efter denna metyleringsprocess, kommer cellens kärna att lämnas utan baserna cytosin och uracil, eftersom båda baserna kommer att omvandlas till tymin. För att replikera DNA kommer kromosomerna alltså att använda tyminbasen som ersättning för cytosinbasen, som nu kommer att finnas i överflöd i cellens kärna.

Om det inte fanns någon acidos i cellerna skulle tautomerism i guanin- och uracilbaserna inte uppstå. Om tautomerism inte uppstod skulle metylering av cytosin- och uracilbaserna inte ske.

Det är den köttätande livsstilen som vi försöker anpassa oss till, vilket bara kommer att leda till att våra celler blir cancerceller. Det är en mutation, dvs. en elektronisk anpassning som görs av kromosomerna i kärnan, i enlighet med den surhetsgrad som råder i cellerna.

Generellt sett är allt kött skadligt, eftersom absolut allt kött kommer från levande varelser; och därför består alla djur, liksom människor, av celler; dessa celler består av DNA och RNA, som innehåller purinbaserna guanin och adenin. Animaliskt protein innehåller däremot ett överskott av aminosyran metionin, som när den förlorar sin metylgrupp omvandlas till aminosyran homocystein.

Metionin är en metylgruppdonator $-CH_3$; metionin kan därför betraktas som en produkt av homocysteinmetylering. Homocystein är således energetiskt stabilare än metionin; om surhetsnivån är hög kan metionin därför få sin metylgrupp avlägsnad för att bli homocystein. Denna metylgrupp som avlägsnas från metionin kommer att leda till att cytosin- och uracilbaserna omvandlas till tyminbasen som nämnts ovan.

Om det finns tautomerism kommer tyminbasen att finnas i överflöd i cellens kärna, och för att göra kopplingar där cytosin- och uracilbaserna saknas kommer kromosomerna att använda tyminbasen för att bilda DNA och RNA. Men detta DNA kommer att bli muterat, eftersom det kommer att fortsätta att replikera i snabbare takt med denna nya felaktiga form än DNA och RNA från normala celler i samma kropp. Med andra ord påskyndas replikationsprocessen för både det muterade DNA och RNA i förhållande till replikationshastigheten för normalt DNA och RNA.

Vi märker dock inte denna abnormitet förrän vi ser att det finns en knöl eller en onormal tillväxt på grund av en tumör någonstans i kroppens mjuka vävnad, eftersom 80 procent av cancerfallen uppstår i organens epitelhinnor. Närmare bestämt i de apikala cellerna i dessa epitelmembran. Till exempel i bröstets mjölkgångar, i livmodern, i sädesblåsorna nära prostatan, i levern, i bukspottkörteln, i lungorna, i halsen eller i överhuden. Dessa är alla mjuka vävnader som bildas av apikala epitelceller. De människor som lider mest av cancer är till exempel kvinnor på grund av att livmodern är inblandad, och på andra plats kommer männen på grund av cancer i sädesblåsorna nära prostatan. Invånare i de nordiska länderna drabbas av hudcancer, eftersom de utsätts för solsting i tropikerna och de ultravioletta strålarna påverkar epidermisens apikala celler.

Medan bristen på uracil i RNA, vars funktion nu har övertagits av tymin, kommer att leda till fel i proteinsyntesen av ribosomer på utsidan av kärnan, dvs. i cellens cytosol. Detta sker eftersom proteinsynteskoderna redan har ändrats från kromosomerna till ribosomerna, och ribosomerna kommer inte att kunna läsa dessa synteskoder. Proteinsekvensen ändras alltså, eftersom den kod som finns implicit i budbärar-RNA inte motsvarar koden i överförings-RNA. Ribosomerna är alltså elektroniskt nedmonterade och kommer att syntetisera ett slags protein som inte är funktionellt för normala mänskliga celler.

Det visar sig att dessa nu muterade celler kommer att föröka sig snabbare än friska celler, eftersom den energikraft som stabiliserar det felaktiga DNA:t är lägre. Med andra ord kommer det att komma en tid då det kommer att finnas fler

muterade celler än normala celler. Cellernas mitokondrier på-
verkas i mindre utsträckning, eftersom de har bättre förmåga
att anpassa sig till den höga syrahalt som råder i cellerna.

Om surhetsgraden på cellernas utsida, dvs. i blodet, ökar
kommer dock natriumuratet att helt omvandlas till fri
urinsyra, närmare bestämt 3-metylurinsyra, och vi kommer
att förlora antioxidanten natriumurat och C-vitamin via urin
och svett. I och med detta kommer den oxidativa stressen att
börja bli okontrollerbar, vilket till exempel kommer att leda
till att mer av det metionin som konsumeras från animaliskt
protein omvandlas till homocystein.

I det normala sura tillståndet är oxidativ stress nödvändig
för hemolysen, dvs. nedbrytningen av röda blodkroppar som
har slutat att utföra sina transportfunktioner. Samtidigt bi-
drar antioxidanter till att förhindra att friska röda blodkrop-
par i förtid förlorar sin funktion att växelvis transportera syre
och koldioxid.

När metionin omvandlas till homocystein inuti cellerna tar
homocystein över funktionen hos cellernas egna antioxidan-
ter. På så sätt kommer det alltså att börja minska det respira-
toriska enzymsystemet, som, som vi har sett, är viktigt inom
cellerna för att kontrollera surhetsgraden när man genererar
energi i form av värme utan syre i mitokondrierna.

Energi utan syre behövs i nödsituationer. När vi till exem-
pel blir rädda slutar vi att andas, och kortisol får insulinnivån
att sjunka så att mer glukos finns tillgängligt om vi måste fly.
Processen att andas utan syre genom glykolys är mest utveck-
lad hos fåglar, reptiler, insekter och dykande djur som sköld-
paddor, sälar och pingviner. Dykande djur måste dyka ner i
vattnet för att leta efter föda, men sedan måste de komma upp
till ytan för att andas syre från luften. Men människor är inte

dykare; människor lever bara på jordens yta där de andas in syre från luften.

Som vi redan har förklarat är det svårt för cytosin att tautomeriseras, eftersom dess ring har fullständiga dubbelbindningar. Cytosinbasen har alltså inte ett alfaväte, eller ett väte som ligger i anslutning till ketongruppen på kol nummer 2, för att sluta ytterligare en dubbelbindning mellan två kolatomer i cytosinbasringen.

Med andra ord är det mest sannolika som kan hända med cytosinbasen metylering, på grund av den försvagning som orsakas av den högre surhetsgraden hos den aminogrupp som är knuten till kolnummer 4 i cytosinbasringen.

Den högre surhetsgraden är, som vi såg, resultatet av glykolysen eller fermenteringen av glukos, dvs. cellandningsprocessen utan syre, eftersom mjölksyra kommer att bildas i mitokondrierna genom denna väg av glykolysen eller fermenteringen av glukos. Främst i muskelceller, som är de celler som behöver producera mer energi eftersom de är i rörelse; dessutom är muskelcellerna rikligare i kroppen. Om syre inte når dessa celler kommer mitokondrierna att tillgripa kaloriell energi genom glykolys.

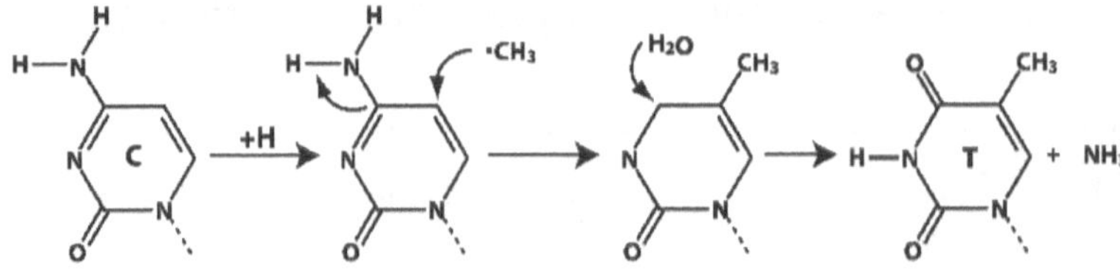

**FIGUR 11**

**OMVANDLING AV CYTOSINBASEN C TILL T-BASEN TYMIN
GENOM METYLERING**

När cytosin däremot blir surt blir kol 5 i cytosinringen positivt, dvs. elektrofil, och sårbart för angrepp av fria radikaler eller nukleofila ämnen, t.ex. metylgruppen ($\cdot$CH$_3$). Som, eftersom den är en elektronavgivande grupp. Denna metylgrupp kan reagera med kärnor, dvs. med de partiklar som har en positiv laddning, vilket visas av de böjda pilarna i figur 11.

I fallet i figur 11 för cytosinbasen kommer metylradikalen ($\cdot$CH$_3$) som är kvar från metionin att angripa kol 5 på cytosinringen, och detta kommer att omvandla den till en intermediär, dvs. 5-metylcytosin. När 5-metylcytosinföreningen sedan förlorar aminogruppen vid kol 4 i form av ammoniak (NH$_3$), kommer den plats som lämnas av denna aminogrupp att upptas av en vattenmolekyl. Som ett resultat av detta omvandlas 5-metylcytosin helt och hållet till basen tymin plus ammoniak.

Vid hög syrahalt omvandlas ammoniaken till ammoniumjonen, som kan transporteras som ett salt till levern, där den omvandlas till urea som utsöndras i urinen, och det är så den ökade urinmängden hos diabetiker uppstår.

På samma sätt kan detta hända med intermediärföreningen i figur 12, när uracilbasen omvandlas till sin enolform. Vid omvandlingen till den enoliska formen blir kol 5 i uracilbasen positivt, dvs. uracil blir en Lewis-syra. När uracil omvandlas till den enoliska formen blir det därför mer känsligt för angrepp av fria radikaler, t.ex. metylgruppen, som introduceras vid kol 5 i den enoliska uracilformen. Precis som för cytosinbasen kommer metylgruppen att införlivas på detta kol i den enoliska uracilbasen, och den enoliska uracilbasen omvandlas till tyminbasen genom metylering.

I detta fall, precis som ammoniak kvarstår som en rest från metyleringen av cytosinbasen, måste en väteatom (½H$_2$) förbli fri vid metyleringen av den enoliska uracilbasen, som sedan omvandlas till en vätemolekyl $H_2$. Såsom visas i figur 12. Detta är möjligt eftersom vi vet att molekylärt väte är ett reducerande medel, vilket är förenligt med homocysteinets reducerande karaktär i cellerna.

Det kanske viktigaste är att slutresultatet av den höga syrahalten i kärnan är att guanin- och uracilbaserna blev enoliska, vilket ledde till att cytosinbasen blev tymin, vilket framgår av figur 11.

Köttätande djur som hyenor, lejon, hundar, tigrar, katter etc. utsöndrar överskott av aminosyror som allantoin via urinen i stället för urea. För att omvandla dessa avfallsprodukter till allantoin från urinsyra krävs enzymet uratoxidas. Vegetariska djur, som människor, har dock inte enzymet uratoxidas i sitt utsöndringssystem; därför bör vegetarianer inte äta kött från ett annat djur.

Fiskar och andra havsdjur utsöndrar sitt cellutfall i form av ammoniak. Detta beror på att marina djur i allmänhet utsöndrar sitt avfall hypotoniskt utan att det behövs ett urinsystem. Fåglar och reptiler har däremot inget urinsystem, eftersom fåglar måste flyga och reptiler kryper på marken. Fåglar och reptiler omvandlar alltså sitt avfall till urinsyra och utsöndrar det i avföringen. Att äta fjäderfäkött är alltså mer skadligt eftersom fjäderfäkött innehåller mer urinsyra.

Denna metyleringsprocess kan alltså ske genom att aminosyran metionin, som införlivades i cellerna i överskott under år av upprepad konsumtion av animaliska proteiner, avmetyleras på detta sätt.

Med basparet adenin=tymin blir det alltså inga problem, eftersom det kommer att finnas en större mängd tymin. Med detta överflöd av tyminbasen kommer förutsättningarna för bildandet av detta adenin=tymin-par att gynnas, eftersom båda baserna är mer motståndskraftiga mot den ökade surhetsgraden i cellkärnan. Detta baspar adenin=tymin kommer att fortsätta att vara en naturlig och normal baskoppling i cellkärnan, och särskilt i kromosomerna, där DNA replikeras.

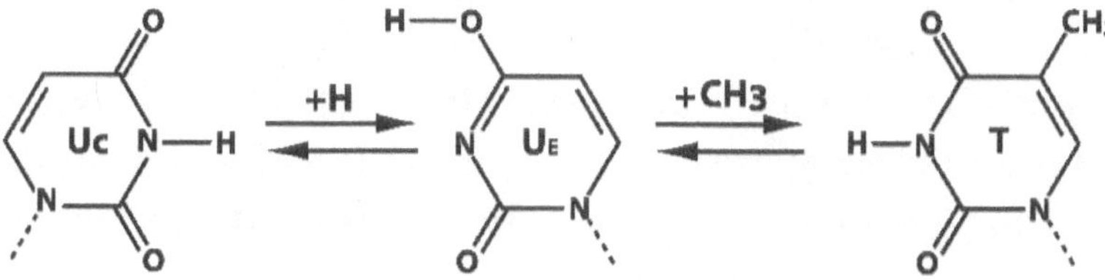

**FIGUR 12**

**GENOM ACIDOS OMVANDLAS ENOYLURACIL UE TILL TYMINBASEN T GENOM METYLERINGSEFFEKTEN**

Problemet kommer att uppstå eftersom cellkärnan i den cell som är involverad i DNA-replikationen vid någon tidpunkt kommer att få slut på cytosin- och uracilbaser när metyleringsprocessen fortskrider. Detta skulle tvinga cellen att kemiskt ändra formen på kopplingarna mellan baserna i DNA:t genom kromosomerna.

När uracilbasen blir enolisk kan denna bas inte ersätta cytosinbasen i DNA, eftersom uracilbasen inte kan bilda vätebindningar. Eftersom det inte längre finns något väte på kväve nummer 3 i den enoliska uracilbasen. Den enda bas som finns kvar i kärnan för att para ihop sig med enoliskt guanin är tymin. Eftersom basen tymin har ett väte på kväve 3. Men det finns ingen annan bas i cellkärnan med samma elektroniska egenskaper. Den enda basen med dessa egenskaper och kännetecken är tyminbasen.

De kemiska förhållanden har uppstått som kommer att orsaka en omjustering av de elektroniska kopplingarna i DNA, vilket kommer att påverka funktionen och den ursprungliga strukturen hos detta DNA; med andra ord muterar cellen; och cellens kärna, som nu är annorlunda, kommer att vara annorlunda, eftersom kromosomerna skulle använda tyminbasen som den andra basen för koppling med guaninbasen, som är i enolisk form. Det är en koppling som normalt skulle ha upptagits av cytosinbasen med guaninbasen i dess ketoniska form men inte i dess enoliska form; vilket gör det uppenbart att tyminbasen nu deltar med sitt överflöd så att kromosomerna bildar en ny typ av DNA; men detta DNA som kromosomerna producerar kommer att vara förändrat i förhållande till det normala DNA:t.

Som sagt, det kommer att vara likadant i RNA, eftersom uracilbasen är borta, och denna saknade uracilbas kommer att ersättas av tyminbasen, som egentligen inte deltar normalt i bildandet av RNA. Så med detta överskott av tyminbasen kan transfer-RNA och messenger-RNA förändras, och detta kan påverka andra problem i samband med sekvenseringen av aminosyror vid införandet av dessa i proteinkedjorna. Som vi förklarade inducerar förändringen av en nukleotid en förändring av positionen för en aminosyra i proteinkedjan; och detta kommer att bidra till utbytet av en aminosyra mot en annan; men den proteinkedja som bildas kommer inte att vara densamma som den som borde ha bildats.

# Kapitel 5

# SYNTESFEL

När det inte finns någon tautomerism och metylering i cellerna kommer den triplett som talar om för ribosomen var den ska börja syntesen av proteinkedjan, dvs. initieringstripletten, att se ut på följande sätt: uracil-adenin-cytosin (U-A-C) i överförings-RNA:t som måste kopplas ihop med adenin-uracil-guanin-keton-tripletten (A-U-Gc) i budbärar-RNA:t. Termineringstripletten kommer däremot att vara: uracil-adenin-adenin (U-A-A) i budbärar-RNA, som inte har någon aminosyra i överförings-RNA. När denna triplett anländer från budbärar-RNA indikerar den därför för ribosomen att ingenting går dit; det vill säga, denna triplett är det som indikerar för ribosomen att syntesen av proteinkedjan är avslutad.

När det inte finns något cytosin eller uracil i cellkärnan eftersom de har omvandlats till tyminbasen kommer dessa tripletter som kommer in från budbärar-RNA att vara annorlunda. Därför kommer insättningen och aminosyrasekvensen i proteinet att bli fel. Exempelvis kommer initieringstripletten att ändras till: tymin-adenin-timin (T-A-T), medan termineringstripletten kommer att vara tymin-adenin-adenin-adenin-adenin (T-A-A). Och på detta felaktiga sätt kommer ribosomen inte att hitta den kod som talar om för den var proteinsyntesen ska börja och hur den ska avslutas.

Från och med den stunden skapas både i cellens kärna och cytoplasma en obalans som påverkar hela cellstrukturen. Cellen blir förvrängd och en ny sorts cell med canceregenskaper förökar sig.

Friska, opåverkade grannceller kommer att söka en elektronisk justering av den kemiska strukturen i sin elektroniska design och funktionalitet; och det är dessa celler som vi måste skydda mot en ökad syrahalt så att de inte blir överlägsna i antal av de muterade cellerna. Om vi agerar i tid kommer friska celler att bildas, medan cancercellerna kommer att försvinna.

Detta kommer inte att uppnås förrän den friska cellen återfinner sitt förutbestämda tillstånd av syra-baskoncentration, som gav den en otvetydig koppling som friska celler. I ett sådant fall kommer det att bero på den människa som är inblandad i tautomerism- och metyleringsprocessen, men det kommer inte att vara våra cellers fel. Eftersom vi själva bestämmer vad vi äter och vad vi inte äter för att mata våra celler, som endast består av elektronisk materia, är cellerna inte medvetna om sin existens, det vill säga de muterade cellerna är inte medvetna om detta genetiska fel och anpassar sig endast till de förändringar som påförs av de elektroniska laddningarna av kemisk natur.

Detta är ett tydligt exempel på varför andens magnetiska massa och kroppens elektroniska materia integreras genom det fysiska mediet, men inte går samman som en enda genetisk identitet. Eftersom de inte är integrerade kan de två entiteterna således separeras. Låt oss säga när de förändringar som sker i kroppens elektroniska materia kulminerar. Denna kulmination är åldrandet av de förändringar som är fysiska till sin natur. Vid den tidpunkten för frånkoppling kommer andens magnetiska massa att återvända till sin andliga värld, medan kroppens elektroniska materia kommer att fortsätta förändringsprocessen utan behov av andens magnetiska massa.

Denna förändring av det elektroniska parförhållandet leder till att DNA:s fysiska och elektroniska konfiguration förändras; vilket kommer att förändra den elektroniska materiens fysiska form, dvs. DNA:t, medan detta inte påverkar andens magnetiska energi. Andens massa är också omedveten om processen med tautomerism och metylering.

Ur fysisk synvinkel kännetecknas genomet av heterogenitet och ett arrangemang av baspar i DNA. Detta arrangemang av baspar i DNA är dock inte slumpmässigt utan beror på de elektroniska egenskaper som bildas. Det är detta som ger det fysiska mönstret till varje enskilt DNA. Därför kan man förvänta sig att det från detta arrangemang eller denna sekvens mellan basparen kommer att uppstå ett antal kombinatoriska mönster som verkligen är oändliga i det fysiska livets system.

Det är basparen som ger denna kombinationsmöjlighet, även om dessa par i DNA individuellt måste ha formen guanin-keto≡cytosin, adenin=tymin och tymin-cytokin. Men om egenskaperna hos dessa enskilda bindningar ändras kommer detta att påverka sekvensen av dessa baspar i den slutliga strukturen för varje DNA.

Det finns till exempel rikligt med områden med keton-guanin≡cytosin-trippelförband, vilket möjligen är ett resultat av den stabilare vätebindning som bildas mellan det extra basparet tymin-cytosin, såsom vätebindning nummer 3 till vänster i figur 10.

DNA:s stabila tredimensionella struktur kommer att plattas ut när det enoliska guanin-timin-paret bildas, eftersom ingen vätebindning kan bildas mellan tymin-timin-paret till höger i figur 10.

Det som gör DNA stabilt är att ketonguaninet bildar par med cytosin, så att andra bindningar kan bildas mellan basparen, till exempel bindningen tymin-cytosin. Det mest logiska sättet för detta är att den ketoniska guanin-cytosin-trippelbindningen och det enkla tymin-cytosin-paret bildas mellan de två basparen, vilket ger DNA-molekylen en större energetisk stabilitet. Dessa trippelpar är de som bidrar med den största energiska kraften för att stabilisera normalt DNA. Detta är anledningen till att det observerade genomsnittliga innehållet av ketoniska guanin-cytosin trippelbindningar är cirka 60 % högre än de teoretiskt förväntade 50 %.

En sådan högre mångfald av trippelbindningar i storleksordningen 60 % korrelerar med den så kallade genrikedomen, vilket innebär att gener har en benägenhet att koncentrera sig i de regioner som är rikare på kopplingar med de ketoniska guanin-keto$\equiv$cytosin trippelbindningarna. I vilket fall, som vi kan se i figur 10, kan denna rikedom av trippelbindningar minskas genom effekten av syra-basförändringar i cellkärnan. Som i det specifika fallet med tautomerism, som påverkar genereringen av cytokinmetylering och enolisk uracil.

Till vänster i figur 10 kan man se varför det i normalt DNA finns preferentiella eller mer rikliga områden i trippelvätebroparen guanin-keton-cytosin och tymin-cytosin. I sådana spiralformade molekyler av DNA och RNA finns det nämligen en växelverkan mellan elektronmoln som är kopplade enligt elektroniska laddningar. Därför är detta DNA föränderligt så att en omgruppering sker, och den kemiska stabiliteten hos dess tredimensionella struktur kommer att bero på den attraktionskraft med vilken varje molekyl, eller grupper av molekyler, bidrar till denna omjustering av den elektroniska laddningen.

Trippelbindningarna är de som gör att den kedjeliknande molekylen vrider sig till en spiralform när varje par ansluter sig till ribonukleotidkedjan. DNA-kedjan vrider sig alltså åt höger, vilket sker, som nämnts, eftersom de sockerarter som är inblandade i DNA:s konfiguration alla har en högerhänt rumslig konfiguration. Så i den vänstra strängen i figur 10 är det mest sannolika som kan hända att det dubbla vätebindningsparet förekommer i adenin- och tyminparet, men omvänt, vilket kommer att utgöra den kodande strukturen för den genen.

Denna sekvens måste fullbordas, dvs. för att de olika generna ska kunna bildas, eftersom DNA-kedjans längd inte kan vara oändlig. Dessa bindningskrafter försvagas alltså, vilket innebär att ytterligare par inte tillåts införlivas i DNA-sekvensen. Det är detta som avgör det slutliga fysiska mönstret för varje enskilt DNA.

På höger sida i figur 10 finner vi samma situation, men på fel sätt på grund av närvaron av tyminbasen i basparet guanin-timin-enol, eftersom det inte längre finns något cytosin i kärnan i den muterade cellen. I detta fall, som vi kan se i figur 10, finns det inte längre någon bildning av den andra vätebron mellan de två basparen. De två ketongrupperna i tyminbasen stöter bort varandra på fel sida av DNA-strängen, vilket gör att DNA:t bryts upp på den punkten. Naturligtvis blir bindningskraften svagare i detta fall, så i enolformen blir bindningskrafterna svagare. Resultatet är att bindningskraften hos den ketoniska guanin-keto $\equiv$ cytosin-trippelbindningen är större än hos den enoliska guanin-thymintrippelbindningen.

Så även om en trippelbindning har bildats mellan de enoliska guanin-cytosinbaserna kommer detta att vara ett mindre energimässigt stabilt DNA, eftersom tymin-cytosinbryggan inte har bildats mellan de två basparen.

Dess konfiguration kommer därför att bidra mindre energimässigt till bildandet av rikliga zoner för den gen som innehåller fel par av enoliskt guanin $\equiv$ tymin, eftersom detta felaktiga DNA kommer att vara energimässigt lättare att syntetisera. Även om det skulle ge mindre stabilitet med sin bindningsstyrka till DNA-molekylen än vad det normala basparande ketoniska guanin $\equiv$ cytosin gjorde med större styrka.

DNA är det som ger varje organism sin fysiska plan; det är den ursprungliga plan som upprättas i varje cellkärna; det är en kod; därför kommer en förändring av DNA:s struktur att förändra den ursprungliga fysiska plan med vilken varje levande varelse föddes. Och det kommer alltid att vara logiskt, för inom kemin kommer slutprodukten alltid att vara den mest stabila, även om den är den svåraste att syntetisera energimässigt, för det som räknas är den elektroniska stabiliteten eller den lägsta energin i slutprodukten.

Den lägre energi som krävs för att bilda en svagare bindningskraft kommer att hjälpa detta muterade DNA att replikera snabbare, men i slutändan kommer det att vara ett mer instabilt DNA jämfört med normalt DNA. Eftersom kopplingen mellan de ketoniska guanin$\equiv$cytosinbaserna inrymmer större stabilitet i det normala DNA:t, jämfört med det fall som bildas med kopplingsfelet mellan de enoliska guanin$\equiv$tyminbaserna.

När dessa villkor för att kromosomerna ska syntetisera fel DNA har uppfyllts kan genen förlora både sin sekvens och sin replikationshastighet, eftersom varje levande varelses livslängd beror på replikationshastigheten. I så fall kommer en bärarcell med ett sådant fel att vara annorlunda på grund av den muterade faktorn. Således kommer en systercell som kommer från denna cell också att bära på samma fel i framtiden, tills en stor grupp av muterade celler bildas. Som en följd av detta kommer vissa celler att föröka sig snabbare än andra, vilket leder till att det bildas en klump eller utväxt av muterade celler som blir synlig i form av en tumör.

Dessutom finns det andra typer av genetiska sjukdomar som påverkar förekomsten av dessa inkonsekvenser i den arketyp som ärvs av den mänskliga individ som har drabbats av detta genetiska fel.

Den lägre energetiska kraft som krävs för att bilda den enoliska guanin-thymin trippelbindningen kommer som sagt att lätta på syntesen av detta felaktiga DNA; så att närvaron av uracil i RNA, men inte i DNA, kan vara en kontrollerande kemisk mekanism som är tillgänglig för cellerna för att påskynda hastigheten på proteintillverkningen, men samtidigt för att bromsa hastigheten med vilken varje DNA replikeras. Med andra ord är det denna ordning som bestämmer hastigheten med vilken DNA replikeras i kromosomerna i cellkärnan i varje levande varelse. Det är den som bestämmer livets hastighet.

Kanske är det därför som den mindre energi som investeras i bildandet av det muterade DNA:t gör att de muterade cellerna kemiskt ökar hastigheten på sin replikation, vilket kan ses i den accelererade tillväxten av cancer.

Denna tidsfördröjning är meningsfull ur kemisk eller energetisk synvinkel, där den påverkande faktorn är den elektroniska materiens föränderliga karaktär. Andens magnetiska massa kommer däremot inte att förändras på något sätt, eftersom anden är en stabil form av magnetisk massa, och den är oberoende av den fysiska kroppens elektroniska materia.

Dessa ändringar som införs i den fysiska kroppens DNA kommer att vara tolerabla så länge som antalet muterade celler inte är större än antalet friska celler. Så att hela organismen inte kollapsar permanent. Det visar sig att cellkroppen inte kommer att kunna stå emot denna accelererande tillväxt av muterade celler länge, eftersom denna funktionalitet, som är logisk ur kemisk synvinkel, inte motsvarar samma villkor som den människa som ursprungligen bildades.

Den snedvridna processen kan vändas, men bara om personen inser att cancerproblemet är av kemisk natur och om han eller hon kan ändra sin koststrategi i tid. I detta fall kommer andens magnetiska massa inte att kopplas bort från kroppens elektroniska materia, utan anden kommer att förstärkas av denna kunskap, som är det enda den kan ta med sig när det är dags att återvända till sin andliga värld. Det vill säga, endast kunskapen om sin kemiska process kommer att förstärka andens magnetiska massa.

Anden kan inte ta med sig något som innehåller elektronisk materia tillbaka till sin andliga värld, för anden består endast av magnetisk massa utan någon som helst elektronisk materia. Det finns alltså ingen mening med att samla materiella förmögenheter på jorden utan bara en rikedom av kunskap.

Sådana modifieringar kanske inte tolereras av könscellernas ursprungliga arvsmassa, så att de modifieringar som den individ som modifierat dem förvärvat kommer att föras vidare till sin avkomma. Detta förklarar till viss del varför vissa av dessa omjusteringar eller mutationer sker kontinuerligt och varför varelsernas utseende förändras till det bättre. Men dessa modifieringar måste vara större hos människorna, för vad vi observerar är att det finns många former av människor inom samma ras.

Det är därför som antalet sjukdomar som beror på dessa kontinuerliga genetiska modifieringar för närvarande är i storleksordningen 4 000. Den vanligaste är cystisk fibros. Man vet dock mycket lite om detta förhållande till cancerens ärftlighet, utan endast måttliga förändringar som manifesterar sig i de generationer som ärver dem.

Men cancer är inte ärftligt. Att cancer inte är ärftlig visar dr Paul Liechtenstein från avdelningen för medicinsk epidemiologi vid Karolinska institutet. En medicinsk universitetsinstitution i Sverige.

Dr Liechtenstein analyserade de kliniska fallen hos 44 788 homozygota tvillingar, dvs. individer som delar en identisk genetisk konfiguration. För dataanalysen studerades fall från medicinska journaler för tvillingar som dog i cancer från svenska, danska och finska dödsregister för att bedöma statistiken för att ha maligna tumörer i 28 olika delar av kroppen. I vart och ett av registren analyserades medicinska journaler för tvillingar födda mellan 1886 och 1958. Bara mellan 1926 och 1958 hade mer än hälften av bara en av tvillingarna dött av någon form av cancer.

Analysen borde ha lett till slutsatsen att den andra tvillingen till den bror eller syster som drabbats av cancer i mage, tjocktarm, lunga, bröst eller prostata etc. hade samma risk att drabbas av samma sjukdom på grund av genetisk likhet. Resultatet blev dock att de genetiska faktorerna gav få bevis för sannolikheten att båda tvillingarna skulle vara benägna att utveckla samma typ av cancer.

Det är den kemiska miljön i cellerna som spelar en avgörande roll för sannolikheten för att den ena tvillingen ska få denna abnormitet, eftersom huruvida tvillingarna får cancer eller inte beror på deras kosthållning. Det är nämligen vårt sätt att äta som leder till att vi förändrar syra-basbalansen i och utanför cellerna.

Vi fortsätter med metylering. I december 2007 visade en av medlemmarna i den brittiska forskningsgruppen Whitehead Laboratory, Rudolf Jaenisch, att det finns ett samband mellan metylering och utvecklingen av tjocktarmstumörer hos möss. För dem är metylering ackumulering av överskott av metylgrupper i vissa delar av DNA. De kunde dra slutsatsen att metylering orsakar inaktivering av den gen som övervakar att DNA fungerar korrekt, eller att detta är den gen som har till uppgift att reparera eller vända vad som kan vara början på ett genetiskt fel, och som en följd av detta uppmuntrar bildandet av små polyper. Metylering visade sig också öka frekvensen av tarmtumörer hos möss med 60-100 procent, och i genomsnitt ökar tillväxten av mikroskopiska tumörer betydligt.

DNA-metylering har korrelerats med utvecklingen av cancertumörer hos människor, eftersom det är en typ av kemisk modifiering i DNA som kan ärvas, förutsatt att modifieringen är tolerabel.

Detta skulle förklara varför cancer uppstår hos barn som inte har ätit tillräckligt mycket kött i unga år. Men i det här fallet ärvdes metyleringen från modern. Eftersom det är en mutation som ärvs från diploidens dräktighet kommer det att vara svårare att vända den kemiskt, eftersom den är en del av barnets hela genetiska konglomerat. Dessa förändrade gener fungerar enligt kemisk logik, men är biologiskt förskjutna.

Medan det genetiska felet normalt, hos en person som föds frisk, skulle kunna repareras utan märkbara förändringar i den ursprungliga DNA-sekvensen. Men endast ingripande av cellens egen naturliga kemiska miljö är nödvändigt. Man kan bidra till denna lindring genom att återgå till en vegetarisk livsstil, dvs. genom att konsumera vegetabiliska livsmedel som är lämpliga för människans cellstruktur.

Då kan man ge cellsystemet möjlighet att återgå till sin normala surhetsgrad eller sitt normala pH-värde. Med andra ord skulle denna process för att vända metylering och tautomerism vara det som gör att cancerutvecklingen kemiskt avbryts på egen hand, eftersom cellerna har mekanismerna och sin egen åtgärd för att korrigera sig själva för dessa anomalier, som vi har framkallat genom vårt eget fel.

Hur då? Genom att regelbundet minska konsumtionen av socker i form av sackaros, mejeriprodukter, grönsaker som är rika på oxalsyra och kolsyrade drycker, eftersom enzymet kolsyraanhydras omvandlar koldioxiden i kolsyrade drycker till kolsyra. Avstå definitivt från att äta kött av alla slag tills den accelererade tillväxten av de muterade cellerna kan stoppas. Om du vill förbli köttätare kommer samma cancerrelaterade åkommor att återkomma.

Så denna effekt av hälsosam kost är det som reglerar en normal process som ska ske genom mekanismen för genetisk modifiering, eftersom det också kräver adaptiv aktivitet av vissa gener i dessa ärvda regioner av genomet, beroende på vad cellerna behöver uttrycka eller göra vid varje given tidpunkt.

Eftersom alla celler som utgör samma organism har en konfiguration av baser i DNA som är identiska, kommer den dolda sekvensen av detta DNA att vara en nyckelfaktor för den identitet som den framtida cellen kommer att ärva.

Denna process, eller att ha olika sorters celler med olika aktiviteter, är vad som kallas celldifferentiering, eftersom alla dessa celler har sitt ursprung i en diploid. Detta skulle vara en logisk och nödvändig mängd mutationer från stamceller, så länge baserna i DNA inte byts ut, eftersom endast sekvensen av generna måste ändras för att producera andra former av liv, eller en mängd olika distinkta celler som finns i en människas kropp.

Mutation är också en naturlig och nödvändig orsak till att varje ras förbättras och fulländas. Varje dag föds till exempel vackrare kvinnor och intelligentare barn. Kvaliteterna för varje varelses beteende kommer i deras magnetiska minne. Men ur fysisk synvinkel kommer dessa att vara de mest kapabla männen och kvinnorna att bidra till den fysiska förbättringen av sin ras.

Fysiskt beteende skiljer sig från psykologiskt beteende. Psykologiskt beteende är en aktivitet som har sitt ursprung i den magnetiska massan. Detta psykologiska beteende är en instinkt hos insekter som myror och bin, eller hos djur som konkurrerar med varandra, och endast de kvinnor och män som har en högre energikraft och därmed en högre genetisk och psykologisk förmåga att förbättra sin ras kommer att finnas kvar.

Detta innebär att när en cell delar sig kommer denna cell att kunna överföra den förbättring eller aktualisering av sitt fysiska mönster till sin efterkommande cell. Men andens ursprungliga beteende förkroppsligas i den magnetiska massan. Därför kan denna egenskap inte försvinna genom att anden kopplas bort från den fysiska kroppen, för de två typerna av energi kan inte skiljas åt. De försvinner inte på samma sätt som tautomerism och metylering försvinner, eftersom tautomerism och metylering är egenskaper som tillhör den fysiska kroppens elektroniska materia.

Den naturliga metyleringen, egenskaperna och det sekventiella mönstret måste bibehållas i harmonin och det genetiska minnet i den fysiska materian hos den levande varelsen, eftersom andens magnetiska massa är den energi som ger livsform åt den fysiska elektroniska materian. Därför måste informationen i den fysiska världen bibehållas i den nya cell som skall bildas. Om till exempel den nya cell som uppstår tillhör hjärtat måste de celler som bildas behålla funktionen hos sina stamfäder för att ärva samma instruktioner om hur de ska dra ihop sig och utvidga sig för att fortsätta arbetet med att kasta ut blod.

Men om cellen modifieras genom tautomerism och metylering kommer funktionsegenskaperna hos den fysiska kroppens elektroniska materia att gå förlorade, och den nya cell som uppstår kommer inte längre att kunna utföra samma funktion som sin föregångare. Den korrekta sekvensen av guanin-keto-, cytosin-, tymin- och adeninbaser i cellens DNA är det som gör att dessa baser kan replikera sig utan fel, men de måste också bära de instruktioner som måste förekomma i den nya cell som bildas.

I cellerna är det som sagt ribosomerna som utför protein-syntesen, och på samma sätt som när man läser en text med stavfel måste ribosomen känna igen och analysera sekvensen på rätt sätt för att försöka minimera sannolikheten för att in-föra ett fel, vilket skulle kunna leda till fel resultat av förvir-ring och funktion när det gäller de lämpliga proteiner som produceras av friska celler. Denna process för ribosomens och cellkärnans funktion beror på surhetsgraden i cellen, men mer specifikt i cellkärnan. Det är värt att nämna att Golgiappara-ten är den organell som inspekterar funktionaliteten hos de proteiner som produceras i ribosomerna.

Låt oss säga att detta var en mycket noggrann analys, för att veta hur våra celler fungerar och vilken typ av energi som får dem att fungera för att ge rörlighet åt alla levande varelser; det vill säga, så att elektronisk materia kan omvandlas till andra former av elektronisk materia, och kan användas av an-dens magnetiska massa för att ge livets form åt varje varelse, i denna fysiska station på jorden.

Vår enda avsikt med denna serie böcker är att förklara hur universum började, och att universum är skaparen av energin och allt som finns i universum, i syfte att mänsklig-heten ska ändra sitt sätt att tänka och handla, eftersom män-niskan på grund av bristande kunskap om sitt ursprung för-stör sig själv, skogen och alla djur, som kanske inte har någon aning om sin existens, men som har känslor. Eftersom det är brådskande att agera i tid för att rädda djuren och planeten jorden från livets sönderfall.

# OM FÖRFATTARENS ARBETE

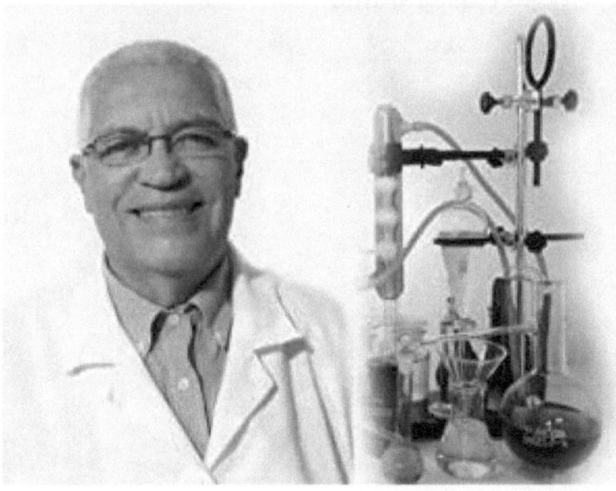

Examen i kemisk teknologi från kemifakulteten vid Universidad Central de Venezuela. Påbyggnadsstudier i livsmedelsvetenskap och -teknik. Särskilt arbete med kemi av naturprodukter och kemi av sjukdomar. Konstruktör av kemiska processer. Böcker som du kan hitta på Amazon.com®. Dessa böcker måste revideras i takt med att vi klargör hur universum bildades: "The Chemistry of Cancer" (Cancerens kemi). "Diabetesens kemi". "Hjärtattack". "Alzheimers". "Kemin för artrit". "Tankens kemi". "Andens kemi". "Hur universum bildades". "Expensalisterna". "Varför man inte bör äta kött". "Mikrovärlden". "Finns Gud verkligen?". "Invändningar mot Albert Einsteins relativitetsteori". "Att spå framtiden". "De stora vetenskapsmännens misstag". "Livet på solen". "Universum före nolltid". "Andens energi". "Cancerens ursprung". "Cellernas värld". "Sjukdomarnas kemi". "Partikeln som skapade universum". Cancerens kemi, sjunde upplagan. Diabetesens kemi, sjätte upplagan; Hjärtattackens kemi, fjärde upplagan; "Minnets kemi"; Artritens kemi, tredje upplagan. "The Creative Power of the Mind" (sinnets kreativa kraft). Partikeln som skapade universum, tredje upplagan. "Universums ursprungliga massa". "Du bör inte äta kött". "Kroppens och andens ursprung". "Tillbe universum". "Socker en fiende i köket". "Tidsresor". Diabetesens kemi, nummer 7. Kemin av hjärtattack, nummer 5. Andens minne, nummer 1, Artritens kemi, nummer 5. "Universums startpunkt" Partikeln som skapade universum, nummer 5 "Andens utveckling". "Andens liv". "Att skriva om vetenskapen". "Universums början". "Andlig tillväxt". "Andens koppling till kroppen". "Livets ursprung". "Partikeln som skapade universum, nummer 8". "Döden existerar inte".

68

69